听力疾病

自助手册

杨 军 主编

科学出版社

北京

内 容 简 介

本书系统地介绍了常见听力疾病及其临床表现，以及听力干预康复的关键要点。本书共分6个部分，分别围绕听力疾病相关的基础知识、听力检查、临床常见听力疾病的诊断及听力学特征、听力下降的干预、听力保健等内容进行详细介绍。全书文字通俗易懂、图片丰富、可读性极强。

本书可供听力疾病患者和大众认识、了解听力疾病，也可供从事相关工作的临床医生、技师、医学生等参考学习。

图书在版编目（CIP）数据

听力疾病自助手册 / 杨军主编. — 北京：科学出版社，2024.3
ISBN 978 – 7 – 03 – 076766 – 0

Ⅰ.①听… Ⅱ.①杨… Ⅲ.①听力 – 耳疾病 – 诊疗 – 手册 Ⅳ.
①R764.5 – 62

中国国家版本馆 CIP 数据核字(2023)第 201747 号

责任编辑：闵　捷 / 责任校对：谭宏宇
责任印制：黄晓鸣 / 封面设计：殷　靓

科 学 出 版 社　出版
北京东黄城根北街 16 号
邮政编码：100717
http: // www.sciencep.com
上海锦佳印刷有限公司　印刷
科学出版社发行　各地新华书店经销
＊

2024 年 3 月第　一　版　开本：B5（720×1 000）
2024 年 3 月第一次印刷　印张：11
字数：163 000

定价：48.00 元
（如有印装质量问题，我社负责调换）

《听力疾病自助手册》
编委会

主　编

杨　军

副主编

金玉莲

编　委
（按姓氏笔画排序）

王　璐	朱正洁	刘宇鹏	孙　进
孙莲花	李　越	李姝娜	杨　军
吴文瑾	何景春	张　青	张　勤
陈向平	陈建勇	金玉莲	郑贵亮
侯书乐	贺　宽	接惠群	梁　敏

学术秘书

汪　玮　沈佳丽　马孝宝

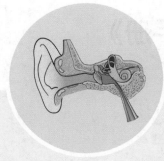

听力疾病
自助手册

序一

耳朵是聆听世界的窗口，听力下降会严重影响患者的学习、工作和生活质量。婴幼儿、儿童处于大脑可塑的黄金期，听力下降会影响言语发育，严重者可致聋哑。成年人、老年人出现听力下降会引起诸多不便，甚至引发老年性痴呆。引起听力下降的疾病很多，大多可防可治，因此，听力下降的预防，以及早发现、早诊断、早干预尤为重要。面对听力疾病的复杂性、诊疗与预防的普遍需求，出版一本系统介绍听力疾病、听力保健相关知识的科普读物尤为重要。

国家临床重点专科——上海交通大学医学院附属新华医院耳鼻咽喉－头颈外科主任、上海市医师协会耳鼻咽喉科医师分会会长杨军教授长期从事听力疾病诊治工作，有较深的理论、实践积累，带领团队坚持科普工作十余年，成绩斐然。由其主编的《听力疾病自助手册》以"上海新华医院听力眩晕中心"公众号阅读量较大的科普内容为素材，进行再创作，全面系统地介绍了常见听力疾病的相关知识及听觉言语训练方法等内容，是国内第一本专门系统介绍听力疾病、听力保健相关知识的科普读物，也是新华医院耳鼻咽喉－头颈外科临床听力学科普工作的阶段总结。该书可帮助读者充分理解每个疾病，并基于此建立自助意识，不会因焦虑恐惧而致"病急乱投医"。

我相信《听力疾病自助手册》会成为普通读者、医学生、基层医疗工作者、听力师、全科医生等的良师益友，发挥很好的科普传播作用。我很乐意为该书作序，并特此推荐！

瑞典卡罗林斯卡大学医院（Karolinska University Hospital）

耳鼻咽喉头颈外科主任医师

2023 年 5 月

序二

  随着人类预期寿命的延长，全球听力下降发病率逐年递增。在国内，听力下降为第二大致残疾病，给患者个人、家庭及社会带来了沉重的负担。伴随各种听力检查与治疗技术的发展，我们能够实现听力疾病的早期发现、早期诊断、早期治疗、早期干预。针对不同听力疾病的病因、程度、性质（类型），可进行药物、手术治疗，或选择验配助听器、人工耳蜗、听觉脑干植入等干预措施，以便患者能够尽早融入有声世界，正常交流。

  杨军教授主编的《听力疾病自助手册》可帮助广大听力疾病患者与家属认识听力疾病。该书通过文字结合大量图片的形式，详细介绍了常见听力疾病的临床表现、诊断、治疗方法，以及听觉口语法等内容。主编杨军教授是国家临床重点专科——上海交通大学医学院附属新华医院耳鼻咽喉－头颈外科主任，从事听力疾病诊治工作 20 余年，潜心钻研，有较深的理论、实践积累和学术造诣。《听力疾病自助手册》图文并茂、形象生动、通俗易懂，且具有极强的实用性，可使大众对听力疾病有很好的认识和了解。

  我非常高兴看到《听力疾病自助手册》面世，并很乐于为之作序，相信该书能够发挥普及听力疾病知识的作用，成为广大听力疾病患者与家属的良师益友。

复旦大学附属眼耳鼻喉科医院耳鼻喉科主任

复旦大学附属眼耳鼻喉科医院耳鼻喉科研究院院长

2023 年 5 月

前言

　　耳朵是我们聆听世界声音的窗口，听力下降会严重影响社会交往和生活质量，甚至影响社会经济的发展。听力下降是全世界分布最广的感觉器官缺陷，其负面影响居全球疾病负担（global burden of diseases，GBD）排行榜的前列。婴幼儿期出现听力下降，将会影响听觉言语及认知能力的发育，导致认知、学习及社交等能力落后。因此听力下降的早期预防、早期发现、早期诊断及早期治疗尤为重要。在这个过程中，非常重要的环节就是如何进行全面而准确的听力学评估与诊断。早期全面的听力学评估与诊断，并进行及时、必要的干预，能最大限度地减轻听力下降对婴幼儿各方面的影响。因此，本书围绕听力疾病的基础知识、临床表现、诊断、干预与预防，以及听觉言语训练方法等内容进行阐述，希望能够为广大听力疾病患者与家属提供相关科普知识。

　　为增强大众对听力疾病的认识、提高听力疾病诊疗与康复的效果、减少医疗资源的浪费和患者的经济负担，笔者所在团队于 2018 年起在上海市科学技术委员会"科技创新行动计划"科普专项项目的资助下致力于建设上海交通大学医学院附属新华医院听力及耳源性眩晕疾病的科普微信平台——"上海新华医院听力眩晕中心"公众号。我们撰写和发布了 400 余条听力疾病相关的科普知识，使大众对听力疾病有了更为深刻的认识和了解，并能进行基本的疾病判断和应急处理，缓解了许多人及其家庭紧张、恐惧、焦虑的情绪，减少了"有病乱投医"的现象。为了更加广泛而深入地进行听力疾病知识的普及和传播，我们遴选了微信公众号上科普性较强、阅读量较高、传播效应较好的一些原创性内容，进行了系统整理归纳、精简和科普化，编撰成一本科普性和可读性均较强的专门介绍听力疾病的科普读物，便于大众和广大听力下降患者更为全面、系统地学习和获取疾病的相关知识，同时更有利于听力疾病相关科普知识的传播。

　　此外，在本书中，我们结合文字匹配了精美的图片，相信本书可以成为广大听力下降患者的良师益友和居家自助手册。

最后，由衷感谢段茂利教授、李华伟教授对本书的指导和支持，并在百忙之中为本书作序；感谢为本书出版付出辛勤努力和汗水的上海交通大学医学院附属新华医院耳鼻咽喉－头颈外科团队成员，正是由于团队日常孜孜不倦的工作，才使本书的出版成为可能。

杨军

金玉莲

2023 年 7 月

目录

基础知识

人体的听觉系统是怎样让我们听得见、听得懂的？

声音通过外耳和中耳的传导、内耳的感知、听神经的信号传递，让听觉中枢感知、处理声音。只要影响听觉传导通路的任何一个环节，均可导致听力下降。

听力下降的病因复杂，包括遗传因素和环境因素。

在"基础知识"部分，我们将先从听觉系统的解剖学角度解释听力下降的机制。通过阅读本部分内容，你可以更好地认识和理解不同类型听力下降的病因、性质（分类）和程度。

重点知识

- 耳的重要解剖结构
- 听力下降的病因、性质（分类）和程度

1 / 听到世界的声音
——耳的解剖和生理

耳的解剖

人耳分外耳、中耳和内耳三部分（图 1-1）。

1. 外耳

外耳包括耳郭和外耳道。

（1）耳郭：负责收集声音。外耳道长约 2.5 cm，其内端是鼓膜。

（2）外耳道：负责把声音传到鼓膜，还能对声音产生共振。

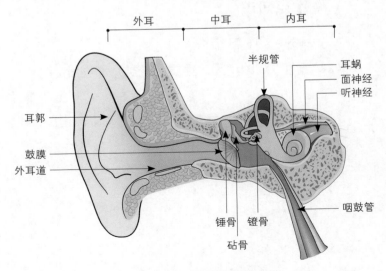

图 1-1　耳部解剖示意图

2. 中耳

中耳介于外耳和内耳之间,由鼓室、鼓窦、乳突和咽鼓管组成(图1-2)。鼓室的外侧壁就是鼓膜,鼓膜呈半透明,椭圆形,非常薄,仅有0.1 mm。鼓膜的作用是振动,带动听骨链传导声音。

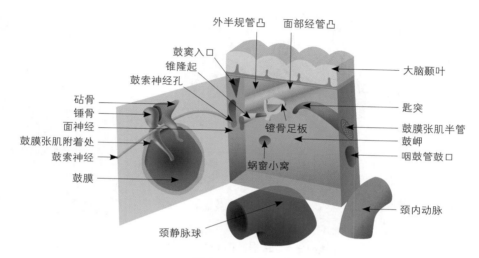

图1-2 中耳解剖示意图

中耳内有三块听小骨,分别是锤骨、砧骨和镫骨,分别借各自的韧带固定。听小骨是人体中最小的骨头,互相衔接成为听骨链(图1-3A),最外面的锤骨附着在鼓膜上,最里面的镫骨通向前庭窗(图1-3B),声音通过听骨链传入内耳。咽鼓管是鼓室和鼻咽部之间的一根管道,负责调节鼓室的内外压力平衡(图1-3B)。

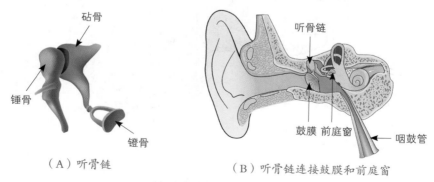

(A)听骨链　　　　　　(B)听骨链连接鼓膜和前庭窗

图1-3 听小骨和听骨链

3. 内耳

内耳结构复杂而精细，可分成三部分：耳蜗、前庭和半规管（图1-4）；也可分成骨迷路（壳）和膜迷路（内容物）（图1-5）。

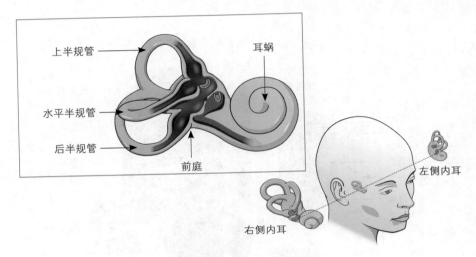

图1-4　耳蜗、前庭和半规管

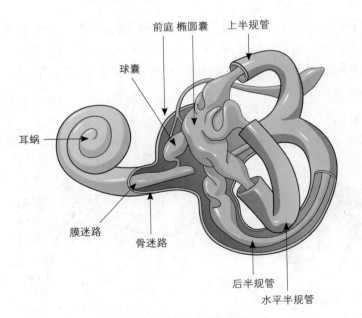

图1-5　骨迷路和膜迷路

（1）耳蜗、前庭和半规管：

- 耳蜗：耳蜗是听觉器官，负责感知声音，形状像蜗牛壳（图1-6）。耳蜗中的膜蜗管沿蜗轴螺旋盘绕，膜蜗管的基底膜在底圈较窄，在顶圈较宽。耳蜗被前庭膜、基底膜分成3个管腔：上方为前庭阶；中间为蜗管，其外侧壁为血管纹；下方为鼓阶（图1-7）。蜗神经纤维通过蜗轴和骨螺旋板相接处的许多小孔到达螺旋神经节（图1-7）。耳蜗最核心的螺旋器（又称科蒂器），位于基底膜上（蜗管内），是听觉感受器（图1-8）。螺旋器上有一排内毛细胞（约3 500个），三排外毛细胞（约12 000个）。毛细胞的顶端有纤毛（故称毛细胞），底端连接蜗神经纤维（听神经）。

- 前庭和半规管：是负责人体平衡的主要器官，前庭包括椭圆囊、球囊；半规管分为上半规管、水平半规管、后半规管。

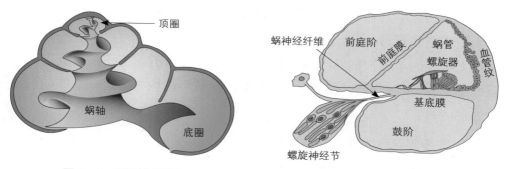

图1-6　耳蜗剖面图

图1-7　耳蜗的管腔

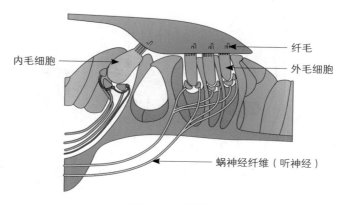

图1-8　螺旋器

（2）骨迷路与膜迷路之间充盈着外淋巴液（图1-5）。

- 骨迷路：由骨质构成，分为耳蜗、前庭和半规管三个部分。
- 膜迷路：由膜性结构构成，分别是膜蜗管、椭圆囊、球囊和膜半规管，内含内淋巴液。内淋巴液、外淋巴液的离子成分不同。

感知声音——耳的生理机制

听觉是由耳、听神经和听觉中枢的共同活动完成的。声音是一种振动能量。健康年轻人可以听到的声音频率范围为 20 ～ 20 000 Hz，言语频率范围为 500 ～ 4 000 Hz。

人的听觉系统分为外周听觉系统和中枢听觉系统两部分。外周听觉系统包括外耳、中耳和内耳。中枢听觉系统是指耳蜗后的听神经直至大脑颞叶听觉中枢的部分。

人听到的声音是依靠气导和骨导两种途径传入的。在正常情况下，声音经由耳郭、外耳道、中耳传递至内耳，同时声音也可通过颅骨振动直接传递至内耳。

1. 声音传导到内耳的两种途径

声音传导到内耳有两种途径：气导、骨导（图1-9）。

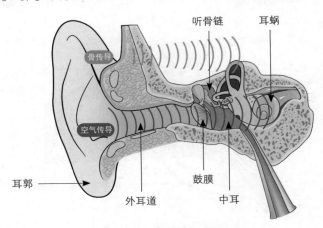

图1-9 声音传导到内耳的途径

（1）第一种途径——气导：气导是最主要的声音传导路径。声音被耳郭收集，经过外耳道，振动鼓膜，鼓膜的振动带动听骨链的活动，然后将振动能量传递进入耳蜗，基底膜发生振动（图1－10），螺旋器上的毛细胞因此受到刺激，感知声音。

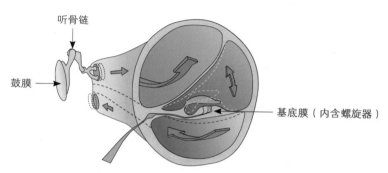

图1－10　声波振动基底膜

（2）第二种途径——骨导：声音的振动能量直接振动整个颅骨，这样就振动了包埋在颅骨中的耳蜗基底膜，刺激螺旋器上的毛细胞，由此声音传导到内耳。

2. 基底膜上的螺旋器

基底膜上的螺旋器就像钢琴的键盘，不同频率的声音"敲击"不同部位的"键盘"，即每一种频率的声音在基底膜上都有它的感受位点（特征频率）。耳蜗底区感受高频声音，顶区则感受低频声音（图1－11）。

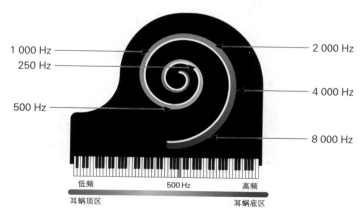

图1－11　耳蜗感受位点（特征频率）分布模拟图

3. 声音的感知和听觉传导通路

如前所述，螺旋器的毛细胞受到刺激兴奋，引起细胞生物电变化、化学递质释放及神经冲动的产生，听神经将神经冲动传至听觉中枢，经过多层次的信息处理，最后在大脑听皮质产生听觉，这个过程就是声音的感知过程。

听觉传导通路是声音感知的一系列结构，包括耳蜗、听神经、蜗神经核、下丘核、听皮质（图1-12）。

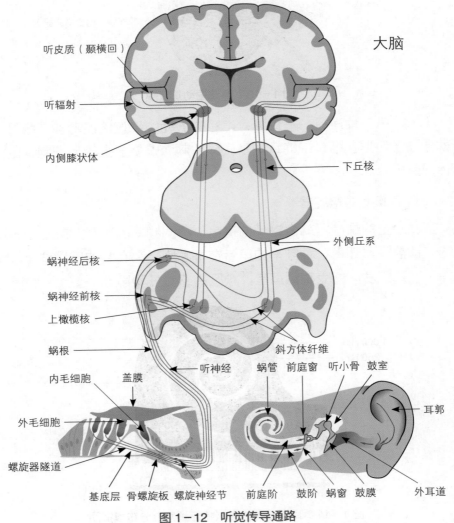

图1-12　听觉传导通路

听力学基本概念

在了解听力疾病相关知识前，我们需要掌握部分听力学的基本概念（表 1-1）。

表 1-1　听力学基本概念及释义

基本概念	释义
听神经	又称前庭蜗神经，是人的第八对脑神经，是传导听觉和位置感觉的感觉神经，分别发自脑桥的耳蜗神经核和延髓的前庭神经核。损害时出现听力下降和眩晕等
频率	同样模式的波形在单位时间（每秒）内重复出现的次数。其单位是赫兹（Hz）
赫兹（Hz）	频率的计量单位。为纪念德国物理学家海因里希·赫兹（Heinrich Hertz）而命名，符号为 Hz，汉语往往简写成"赫"。每秒周期性振动或运动 1 次为 1 Hz，或可写成次 / 秒、周期 / 秒
振动	振动又称振荡，是指一个状态改变的过程，即物体的往复运动
声音频率	声音是一种振动机械能，声音的频率指的是声源物体在 1 秒时间内振动的次数。健康年轻人可以听到的声音频率范围为 20～20 000 Hz
言语频率	人们正常交往中，言语声所覆盖的主要频率范围，一般为 500～4 000 Hz
低频	低于 1 000 Hz 为低频
中频	1 000～2 000 Hz 为中频
高频	高于 2 000 Hz 为高频
气导	空气传导，声音在空气中经过外耳、中耳传导到内耳的过程
骨导	骨传导，激发颅骨的机械振动将声音传导到内耳的过程
纯音	只有一种频率的声音

（续表）

基本概念	释义
听阈（hearing threshold）	纯音测听检查中，在规定条件下，受试者对听力计给出的声刺激正确反应率达到50%以上（如某一强度3次给声，正确反应2次）的最小声强
分贝（decibel，dB）	计量声强、电压或功率等相对大小的单位。符号为dB
声压级（sound pressure level，SPL）	声压的定量等级。以声压与基准声压（在空气中基准声压为20 μPa；在水中基准声压为1 μPa。）之比的以10为底的对数乘以20，即为该声压的声压级。声压级的单位是分贝（dB）
正常听力级（normal hearing level，nHL）	将18～25岁听力正常的青年人对某类刺激声（短声、短音或短纯音）的听阈（以声压级表示），作为该刺激声的正常听力级的"零"级，即0 dB nHL。正常听力级的单位是dB nHL
听力级（hearing level，HL）	将18～25岁听力正常的青年人的听力曲线"拉直"，作为纯音测听的基准数值，受试者与听力正常青年人在各频率上的听阈之差，就表达为纯音听阈图上的听力级。听力级的单位是dB HL
气导听阈	气导过程中刚好能听见声音的最小声强值
骨导听阈	骨导过程中刚好能听见声音的最小声强值
基线听力	个体出生时的听力情况
耵聍	又称耳垢，俗称耳屎，是外耳道耵聍腺的分泌物
耵聍栓塞	在外耳道内耵聍聚集过多，形成较硬的团块，阻塞于外耳道内的现象

2／听力下降的定义、分类与程度

听力下降的定义与患病率

1. 定义

听力下降是指各种原因导致听觉困难,听不到或听不清环境声及言语声。

⚠️ 注意:

听觉传导通路上的任何一个部位出现问题,都会导致听力下降。

2. 患病率

2021 年世界卫生组织(World Health Organization,WHO)发布的《世界听力报告》中指出,听力下降及面临听力下降风险的人群逐年增多。2019 年全球超过 15 亿人患有不同程度的听力下降;约 4.66 亿人患有中度或以上听力下降,其中儿童 3 400 万,成年人 4.32 亿;预计到 2050 年,不同程度听力下降的人数可能会超过 25 亿(图 2 - 1)。

听力下降的风险人群与全生命周期致病因素

1. 风险人群

√ 有家族遗传史者。

√ 曾有过其他耳病史(如中耳炎、梅尼埃病等)者。

√ 长期暴露于噪声环境中者。

√ 有耳毒性药物应用史者。

√ 患有慢性系统性疾病（如高血压、高血脂、糖尿病）者。

√ 有不良嗜好（如吸烟、饮酒）者。

√ 长期精神压力过大者。

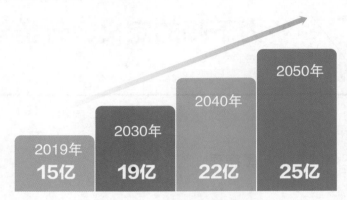

图 2-1 2019 年听力下降人数和预测的未来听力下降人数

2. 全生命周期耳和听力保健的四个阶段

2021 年世界卫生组织（WHO）发布的《世界听力报告》将全生命周期耳和听力保健划分为四个阶段，每个阶段的听功能均受相关致病因素影响（表 2-1）。

表 2-1 全生命周期耳和听力保健四个阶段

阶段	阶段	耳和听力保健	影响听功能的主要致病因素
阶段一	产前期、围生期、新生儿期	听力筛查、听力保健及遗传咨询	遗传、宫内感染、缺氧或出生时窒息、围生期感染时使用耳毒性药物、出生时低体重、高胆红素血症（详见"10.新生儿黄疸"）等
阶段二	儿童期（含青少年期）	免疫接种和中耳炎的早期诊疗	中耳炎、脑膜炎及其他感染等
阶段三	成年期	生活、娱乐、职业噪声控制及安全聆听	慢性病、耳硬化症、年龄相关性感音神经性退变、突发性聋等
阶段四	老年期	年龄相关性听力下降的尽早干预	

听力下降的分类

听力下降通常根据听力下降的性质分类，可分为传导性听力下降、感音神经性听力下降和混合性听力下降（表2-2、图2-2）。

表2-2 听力下降的分类

听力下降的分类	表现
传导性听力下降	由于外耳道（鼓膜以外）或中耳（鼓膜以内）病变，导致声音难以"传导"到内耳
感音神经性听力下降	由于耳蜗（感音）或听神经病变导致的听力下降
混合性听力下降	同一只耳既有传导性听力下降，又有感音神经性听力下降

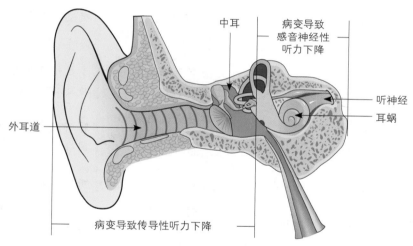

图2-2 听力下降的分类

听力下降的程度分级

2021年3月3日是第9个"国际爱耳日"，世界卫生组织（WHO）于当日在全球首次发布《世界听力报告》。其中，包括了最新听力下降的程度分级标准，见表2-3。

除了表2-3中所列出的不同程度的听力下降，下列特殊情况下，我们也用"聋"来表达"听力下降"。

（1）突发性聋、单侧聋、噪声性聋、老年性聋、药物性聋、家族性耳聋、耳聋基因等，这里的"聋"并不一定指完全听力下降（全聋），但约定俗成地称之为"聋"。

（2）在使用助听器或者人工耳蜗进行干预时，通常根据听力下降出现在学会说话之前或之后，将听力下降分为语前聋、语后聋（详见"29. 恢复听力的神奇装置——人工耳蜗"相关内容）。

表 2-3　听力下降的程度分级及其对应的听觉体验

分级	较好耳听阈（dB）	多数成年人在安静环境下的听觉体验	多数成年人在噪声环境下的听觉体验
正常听力	< 20	听声音无困难	听声音无困难或轻度困难
轻度听力下降	20 ~ < 35	交谈无困难	交谈可能有困难
中度听力下降	35 ~ < 50	交谈可能有困难	聆听或参与交谈有困难
中重度听力下降	50 ~ < 65	交谈有困难，提高音量后没有困难	多数情况下聆听或参与交谈有困难
重度听力下降	65 ~ < 80	大部分交谈内容都听不到，提高音量后也有困难	聆听或参与交谈特别困难
极重度听力下降	80 ~ < 95	提高音量后也特别困难	听不到交谈声
完全听力下降 / 全聋	≥ 95	听不到言语声和大部分环境声	听不到言语声和大部分环境声
单侧听力下降	好耳 < 20	可能没有困难，除非声音靠近差耳	聆听或参与交谈可能有问题
	差耳 ≥ 35	声源定位可能有困难	声源定位可能有困难

资料来源：世界卫生组织（WHO）. 世界听力报告. 韩德民译, 2021. 北京：人民卫生出版社：31。

听力下降的影响

听力下降的影响是广泛且深远的。

（1）婴幼儿、儿童：听力下降会影响婴幼儿、儿童语言和言语的发育、认知能力、学习教育等。

（2）成年人：听力下降会影响成年人就业、心理健康及人际关系等。

（3）老年人：听力下降会导致老年人性格孤僻、反应迟钝、大脑思维缓慢、言语表达能力下降，严重者会增加患老年性痴呆(阿尔茨海默病)、抑郁症等疾病的风险。

听力下降的预警信号

听力下降是有迹可循的（表2-4）。

表2-4 不同人群听力下降的预警信号

人群	预警信号
儿童	√交谈时，经常会问"什么"或"再说一遍"，或者表现出没有听清的状态 √交谈时，有眼睛紧盯着对话者嘴唇的习惯，有"唇读"的现象 √听声音喜偏头，或经常将手拢在耳后，以增大接收音量，注意单侧聋 √呼唤孩子时，无反应或反应迟钝，对声源定位能力很差 √发音不准确，吐字含糊不清，语言发育迟缓 √上课时注意力不集中，对老师提出的问题常常答非所问 √看电视时，离电视机很近，或喜欢将电视机音量调得很大
成年人及老年人	√交谈时，声音不自觉地提高，嗓门很大 √对门铃声、手机声响反应慢，经常将电视机、收音机等电器的音量调得过大，旁人或邻居感觉太吵，影响日常生活 √经常要求对话者重复对话内容，并且不自觉地靠近对话者；别人问问题时，会出现答非所问的情况，造成尴尬 √情绪变化：脾气变大，易暴躁甚至有抑郁倾向 √不明原因耳鸣：日常生活中，出现长时间或持续性的耳鸣

💡 温馨提示:

　　小问题如不及时发现，容易造成不可逆的听力下降。因此，若出现上述预警信号，应及时到医院就诊，接受专业的听力检查。就诊前可收集表2-5列举的情况，以便帮助医生更快、更准确地了解病情。

表2-5　正确告知医生听力下降的发病特点（如有，请勾选）

1	发病特征	□ 急性 □ 反复 　□ 波动性 　□ 持续性 　□ 渐进性	
2	安静环境下交流困难	□ 无 □ 有 　□ 听得清 　□ 听不清 　□ 听得清、听不懂	
3	噪声环境下交流困难	□ 无 □ 有 　□ 听得清 　□ 听不清 　□ 听得清、听不懂	
4	接听电话困难，对电话中的言语声分辨不清	□ 是	□ 否
5	语速较快时，言语分辨困难，经常要求别人重复讲话的内容和减慢讲话的语速	□ 是	□ 否
6	无法识别声源方向	□ 是	□ 否
7	存在注意力障碍、较易分心的情况	□ 是	□ 否
8	伴发的症状	□ 耳鸣 □ 耳流脓 □ 面瘫	□ 耳闷胀感 □ 耳痛 □ 其他

3 / 听得见，却听不懂
——中枢听觉处理障碍

听力与听觉的概念

听力与听觉字面上虽然很像，但却是两个不同的概念，不能混为一谈。

1. 听力

听力即人耳对声音的接收和感知能力，表示一个人能听得到或能感知到最小声音的能力，主要与外周听觉系统的功能状态有关。

2. 听觉

大脑对接收到的声音信号进行分辨、整合和理解，就产生了听觉。如果接收到的是言语声音，大脑能够分辨出不同的音调，能理解言语的含义。这是我们进行言语交流的基础。

听力只是听觉系统单纯接收并传导声音信号的一个简单过程，而听觉是整个听觉系统一系列加工处理声音信号的过程，包括对声音的分辨、理解、进而产生听觉认知能力的复杂听觉 - 生理 - 心理的过程。

因此，听力是听觉产生的先决条件，而听觉是决定人最终是否可以理解进而产生交流的根本。

中枢听觉处理障碍的概念

当我们在生活中遇到"听得到，却听不懂"的窘境时，说明很有可能存在中枢听觉处理障碍的问题。中枢听觉处理障碍，从字面意思就可知其病变的部位在听觉中枢。

美国言语听力学会（American Speech and Hearing Association，ASHA）对中枢听觉处理障碍（central auditory processing disorder，CAPD）的定义为听觉中枢对声音信号的定位能力、分辨处理能力，以及对背景噪声的降噪能力发生了一系列的处理方面的功能障碍。因此，在临床上中枢听觉处理障碍主要表现为无法识别声音的方向、对声音反应迟钝、噪声环境下出现严重的交流困难。由于 CAPD 的病变部位在大脑听觉中枢，并非由于听力下降或智力低下造成，因此，它是中枢听觉系统的一种疾病。

中枢听觉处理障碍的病因

中枢听觉处理障碍的病因目前还不明确，可能的病因有：

（1）发育问题：如听觉中枢发育延迟、脑发育过程分化障碍等。

（2）听神经或听皮质受损：头颅外伤、病毒感染、新生儿脑缺氧、高胆红素血症、缺血性脑卒中（主要是由于脑组织血液供应障碍，缺血、缺氧造成局限性脑组织损伤、坏死）等导致。

（3）遗传因素。

⚠ 注意：

中枢听觉处理障碍可能源于听觉中枢的一系列功能异常，是由多个独立致病因素引起的综合征，而不是单一致病因素引起的疾病。

中枢听觉处理障碍的主要临床表现

（1）背景噪声下或在有回声的环境中言语交流困难。

（2）声源定位困难。

（3）接听电话困难，对电话中的言语声分辨不清。

（4）语速较快时，言语分辨困难，经常要求对方重复讲话的内容和减慢讲话的语速。

（5）学习外语或新的语言困难。

（6）注意力障碍，较易分心。

中枢听觉处理障碍的预警信号

具备以下十项之一，可能存在中枢听觉处理障碍。

（1）可以听到声音，但听不清。

（2）在噪声环境中听声音很困难。

（3）只有在正面面对讲话人时，才能理解交流内容。

（4）总觉得别人说话含糊不清。

（5）因听不清，经常让对方重复一些内容。

（6）经常调高电视机、手机等的音量。

（7）发现自己听不懂谈话的主题，常常会答非所问。

（8）参加会议、去公共场所或家庭聚会时，总觉得沟通有些困难。

（9）除非距离很近，否则听不到电话声或门铃声。

（10）感到颅内有声音，如嗡嗡声或铃声（耳鸣）。

4 / "十聋九哑"与"贵人语迟"的真相

聋哑，由聋和哑组成。人们常说"十聋九哑"，为什么听不见就会说不了话？"贵人语迟"，为什么一出生就耳聋的宝宝无法开口说话或言语发育迟缓？

聋和哑的定义

1. 聋

聋在临床上的专业名词为听力下降，在一些情况下，我们也用"聋"来表达"听力下降"（具体可回看"3. 听力下降的定义、分类与程度"）。

2. 哑

哑是指发音器官，包括声带及参与发音的器官如唇、齿、舌等发生疾病，造成发音或构音障碍。

听与说的关系——听-说言语链

一个人语言的获得与发展，必须要有听觉系统参与，能听到才能学会说话，听得懂才能正确反应，听和说共同构成"听-说言语链"这样一个反馈过程（图4-1），缺一不可。

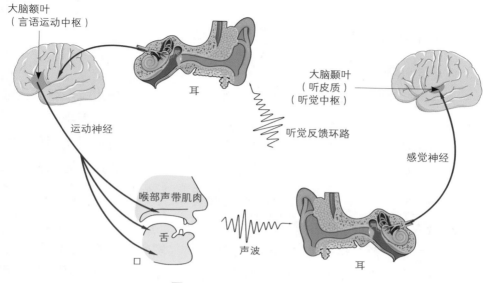

图4-1 听-说言语链

1. 听-说言语链中的感觉通路

在"1. 听到世界的声音——耳的解剖和生理"中已介绍过，空气中传播的声波经外耳、中耳传入内耳，继而产生神经冲动沿感觉神经向上传递至位于大脑颞叶的听皮质，在听皮质中完成对语音信号的解码，并与语言中枢连接，理解语音的含义，这是听-说言语链中的感觉通路。

2. 听-说言语链中的运动通路

语音信号解码完成之后，大脑语言中枢中产生想要表达的思想，并形成语义、语音等序列编码，传递至位于大脑额叶的运动中枢，在言语运动中枢将其编码为一系列的运动指令，并通过运动神经向下传递至喉部声带肌肉，使声带发声，并且产生下颌、唇、舌、软腭等发音器官的有序协调运动，最终形成人类的言语声，这是听-说言语链中的运动通路。

言语声在空气中传播，被交流者的听觉系统接收，完成语音信号解码并理解，构成了沟通交流中的言语听觉环路。同时，说话者发出的言语声也会传递至自身的听觉系统，通过自身的听觉反馈环路，监控、纠正发声运动，这是听-说言语链的另一条重要通路。

"十聋九哑"与"贵人语迟"的真相

1.十聋九哑

"十聋九哑"通常指先天性听力下降患儿,从出生开始就没有声音信息的传入,导致语言学习的环路中断,不会说话,从而变成聋哑人。

此外还有一些人,在出生时听力正常,但之后由于各种耳部疾病或某些意外造成听力下降,无法监听自己和他人的声音,长此以往导致音调失准、口齿不清,久而久之丧失了言语能力。

2.贵人语迟

在生活中,孩子说话晚,就会经常听到有人安慰说"贵人语迟"。但孩子如果到三四岁还不会说话,父母千万要提高警惕,"贵人语迟"有可能是孩子因为听力下降导致的言语发育迟缓。切记,别因为"贵人语迟"耽误了孩子的治疗。

3周岁前是学习语言的关键阶段。先天性听力下降患儿如果未得到及时有效的干预,就无法接收到各种声音的刺激,特别是言语的刺激,更别说通过模仿来学会说话了,最后孩子就变成一个不会说话的聋哑儿。

当然,除听觉系统必须正常外,中枢神经系统、发音器官的完整性和智力情感因素都将对言语能力的形成产生影响。

因此,无论从听觉发育还是语言学习来讲,均应该尽早"恢复"听力下降患者的听觉功能,并尽早进行听觉言语训练。

"十聋九哑"的预防

只要早发现、早诊断、早干预、早康复,听力下降的孩子完全可以回归有声世界,与正常孩子一样学习、生活。

1.遗传咨询和围生期保健

(1)优生优育,禁止近亲结婚。

(2)大多数听力下降为遗传性,生育前可进行遗传咨询。

（3）注意孕期健康，预防各种传染病。

（4）加强围生期保健，有高危因素[极低出生体重儿、宫内感染（风疹、巨细胞、疱疹病毒等感染）、高胆红素血症、长期机械性给氧等]的胎儿可行B超检查，取羊水、脐血综合检测，早期发现。

2.耳聋基因产前诊断

对于有家族遗传史的父母来说，建议产前积极地进行耳聋基因检测。目前，基因检测已经成为常规检查项目。通过耳聋基因产前诊断，可有效降低遗传性耳聋患儿的出生率。

3.新生儿听力筛查联合耳聋基因筛查

详见"5.新生儿听力筛查""34.耳聋的遗传——预防听力下降，从源头抓起"部分内容。

4.早期听力学诊断、听力干预

详见"6.新生儿、婴幼儿的客观测听方法——听性脑干反应（ABR）""7.婴幼儿主观听力检查——行为测听""8.婴幼儿客观听力检查""听力下降的干预"部分内容。

5.听觉言语训练

详见"32.听觉口语法——一种家长必须要熟知的听觉言语训练方法"部分内容。

听力检查

　　新生儿永久性听力下降的发病率为 1‰~3‰，在高危新生儿中可达到 2%~4%。听力下降如不能及时发现，不但影响言语和认知发育、教育、就业、婚育，而且还会成为沉重的家庭、社会负担。《婴幼听力损失评估国际共识（2018 版）》提出听力筛查未通过的新生儿，应该在 3 个月以内完成全面的听力学诊断及相关医学评估；对确诊听力下降的婴幼儿，应在 6 个月以内接受正确的助听干预，并进行专业化的听觉言语训练。同样，根据《中国听力健康报告（2021）》，无论婴幼儿听力下降程度如何，即使是极重度，只要早发现和早干预，3 月龄前明确诊断，6 月龄前验配助听器，在助听器效果欠佳时，12 月龄左右植入人工耳蜗，辅以适当的听觉言语训练，大多数患儿都可以就读普通学校。

　　通过阅读本部分内容，你可以更好地了解新生儿、婴幼儿的听力检查，以及成年人常规听力检查——纯音测听。

《 重点知识

- 新生儿、婴幼儿的听力检查：听力筛查、听性脑干反应（ABR）、行为测听
- 成年人常规听力检查：纯音测听

5 / 新生儿听力筛查

新生儿听力筛查技术

目前，新生儿听力筛查采用的筛查技术是耳声发射（otoacoustic emission，OAE）筛查和自动听性脑干反应（automatic auditory brainstem response，AABR）筛查。普通产房一般采用 OAE 筛查，新生儿重症监护病房（neonatal intensive care unit，NICU）则采用 AABR 筛查（图 5-1）。

神奇的耳声发射（OAE）

耳声发射（OAE）是指有或无声音刺激时，产生于耳蜗外毛细胞，经

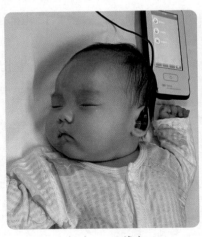
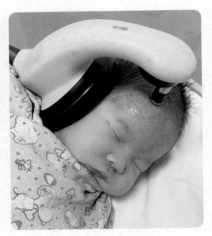

（A）OAE 筛查　　　　　　　　（B）AABR 筛查

图 5-1　接受听力筛查的新生儿

听骨链和鼓膜传导，释放至外耳道的音频声（图5-2）。使用专用设备可在外耳道记录外毛细胞的活动。

　　耳声发射（OAE）有很多种。新生儿听力筛查常用的是瞬态诱发耳声发射（transient evoked otoacoustic emission，TEOAE）筛查和畸变产物耳声发射（distortion product otoacoustic emission，DPOAE）筛查。

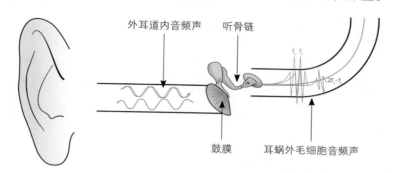

图5-2　耳声发射原理

1. TEOAE

　　短声（click）是指将0.1毫秒的方波（或正弦波）送至扬声器或耳机，传出的声音。TEOAE是指使用click或短音（tone pip）作为刺激声，外毛细胞接受刺激声后20毫秒内在外耳道内记录的音频声。TEOAE筛查具有客观、敏感、快速、无创等特点，因此在新生儿、婴幼儿听功能检查中具有特殊的应用价值。

2. DPOAE

　　DPOAE是指用两个具有一定频率比和强度关系的纯音同时作为刺激声，在外耳道内探测到的由外毛细胞产生的、频率与刺激声频率有关的音频声。DPOAE筛查不仅应用于新生儿、婴幼儿听功能检查，也广泛应用于儿童和成年人。

新生儿听力筛查模式

　　普通产房一般采用两阶段筛查模式，新生儿重症监护病房（NICU）则采用一步筛查模式。根据我国《新生儿及婴幼儿早期听力检测及干预指南（草案）》，未通过新生儿听力筛查的患儿均应在 3 月龄内到指定的听力障碍诊治中心接受听力学诊断。

1. 两阶段筛查

两阶段筛查即初筛与复筛。新生儿出院前（一般为出生后 2 ～ 3 天）进行 OAE 或 AABR 初筛，未通过者第 42 天进行 OAE 或 AABR 复筛，复筛仍未通过者 3 月龄内进行全面的听力学诊断。

2. 一步筛查

进入 NICU 的新生儿，在其出院前进行 AABR 筛查，如筛查未通过，则直接转诊（转至指定听力障碍诊治中心进行进一步的听力学诊断）。

新生儿听力普遍筛查流程

新生儿听力普遍筛查流程详见图 5-3。

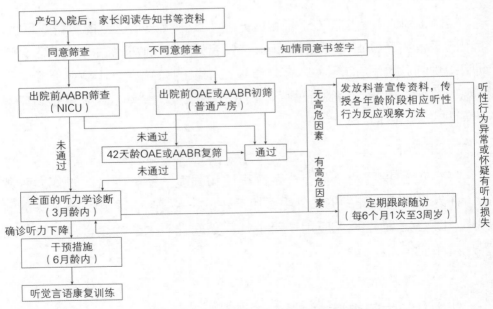

图 5-3 新生儿听力普遍筛查流程图

资料来源：中华医学会耳鼻咽喉头颈外科学分会听力学组，中华耳鼻咽喉头颈外科杂志编辑委员会 . 新生儿及婴幼儿早期听力检测及干预指南（草案）[J]. 中华耳鼻咽喉头颈外科杂志，2009, 44(11): 884.

6 / 新生儿、婴幼儿的客观测听方法——听性脑干反应（ABR）

因新生儿、婴幼儿不能配合主观听力检查（纯音测听等），临床上通常采用客观测听方法在睡眠状态下评估听功能。常用的客观测听方法有听性脑干反应（auditory brainstem respones，ABR）、稳态听觉诱发电位（auditory steady state respones，ASSR）等，其中 ABR 应用最为广泛。

ABR 的方法

ABR 是声刺激通过听觉传导通路引起听觉神经系统的电反应。ABR 的声刺激包括短声（click）、短纯音（tone burst，TB）等。

1. click – ABR

由短声（click）诱发的 ABR 称为 click – ABR。目前 click – ABR 应用最为广泛，但仅凭 click – ABR 的结果，不能判断听力是否正常。要想全面地进行听力学评估，了解听力下降的程度（参见表 2 – 2）和性质（分类）（参见表 2 – 1），需要全面了解不同频率下气导、骨导的听力情况。

click 是一种宽频段信号，无声音频率特异性，click – ABR 主要反映对中高频段（2 000 ~ 4 000 Hz）声音的反应阈值，对于低频段声音不敏感。如听力下降仅局限在低频段时，click – ABR 可能无法检测出异常反应，因此不能全面反映各频率的听力下降程度，尤其是低频段，从而造成误诊或助听干预效果不佳的情况。

2. TB – ABR

由短纯音（TB）诱发的 ABR 称为 TB – ABR。TB 具有频率特异性，TB – ABR 的结果与相应频率的纯音听阈存在良好的相关性，可用于测定各频率的反应阈值，可全面评估各频率的听力阈值。

3. click – ABR 与低频段 TB – ABR 联用

因全频段 TB – ABR 所需时间较长，婴幼儿可能会在中途醒来，往往无法完成全部检查。因此，推荐 click – ABR 的结果与低频段 TB – ABR 联用，进行快速听力学评估，即使用 500 Hz、1 000 Hz 的 TB 来评估低频段听阈，用 click – ABR 来评估 2 000 ~ 4 000 Hz 的高频段听阈，从而全面评估低频率到高频率的听力阈值。

案例分析

【基本情况】 小涂是一名 4 月龄的婴儿，新生儿听力筛查双耳均未通过，出生后 42 天接受复筛仍未通过。于是，小涂的父母带着小涂去听力学障碍诊治中心接受了更为精细的听力检查（结果见下文）。结果显示，小涂左耳存在听力下降，右耳为极重度感音神经性听力下降。医生建议小涂6 月龄时复诊，届时根据检查结果判断是否需要选配助听器。

【听力检查结果】

（1） 右耳：click – ABR 95 dB nHL（最大声输出）未引出反应，畸变产物耳声发射（DPOAE）筛查各频率均未通过。ASSR 最大声输出未引出反应，考虑为极重度感音神经性听力下降。

（2） 左耳：226 Hz 声导抗鼓室图 A 型，1 000 Hz 单峰（提示正常）。DPOAE 筛查 1 000 Hz 未通过，2 000 Hz、3 000 Hz、4 000 Hz、6 000 Hz、8 000 Hz 五个频率均通过。ABR 反应阈值见表 6 – 1。

表 6 – 1 小涂左耳 ABR 反应阈值　　　　　　（单位：dB nHL）

	气导 click	TB (500 Hz)	TB (1 000 Hz)	TB (2 000 Hz)	TB (4 000 Hz)
左耳	20	50	45	25	25

【结果分析】 小涂左耳 DPOAE 筛查除 1 000 Hz 以外，其余频率均通过，而且气导 click 反应阈值为 20 dB nHL，在正常范围内（＜ 30 dB nHL），这种情况一般可认为左耳听力是正常的。但 500 Hz、1 000 Hz 两个频率的 TB－ABR 反应阈值显示增高，提示小涂存在左耳低频听力下降。

【解析与思考】

（1） 听力检查结果中如有异常，应引起注意。像小涂左耳 click－ABR 结果正常，但 DPOAE 筛查并非所有频率都能通过，不能掉以轻心，应尽可能进行全频段的听力学评估，否则极易漏诊低频听力下降。对小涂来说，她可能是"单侧聋"（详见"31. 单侧聋的临床表现和干预"相关内容），如果相对正常的左耳听力也有问题，情况就比较复杂。因此，建议小涂 6 月龄时复诊，然后医生会根据检查结果判断是否需要选配助听器。

（2） 言语香蕉图：言语香蕉图是指一群人用正常音量交流，在距离人群 1 米处用声级计测出的言语频率所对应的听阈，其正常值的分布形似"香蕉"，故称为言语香蕉图（图 6－1）。如果受试者的听力水平在言语香蕉图的范围内，就可以满足基本言语交流的要求。

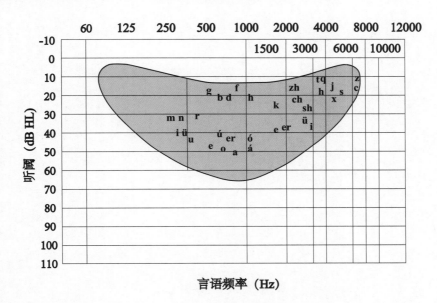

图 6－1 言语香蕉图

从言语香蕉图中可以看出，1 000 Hz 以下的低频辅音有 m、n、b、d、g 等。由于小涂存在左耳低频听力下降，因此小涂会听不清这些辅音，造成对这些辅音的发音也不清晰，最终影响其言语发育，进而导致沟通交流障碍。低频听力下降者对日常环境声音的感知也会减弱，听低频段声音（男声）比听高频段声音（女声）更费劲，噪声环境言语识别也更加困难。

7 / 婴幼儿主观听力检查 ——行为测听

　　纯音测听是一种主观听力检查方法（详见"9. 成年人听力检查——纯音测听与言语测听"），检查时需要受试者"听到声音就举手"，但婴幼儿不能配合。其实，还有一种边玩游戏边检查听力的方法——行为测听。与纯音测听"枯燥无味"的举手反应不同的是，行为测听以一种小朋友更加感兴趣的方式进行。

　　行为测听是重要的主观听力检查方法之一。尽管目前可以使用先进的客观听力检查设备，通过电生理检测方法获得孩子的听敏度，但它不能反映孩子听到之后反应的过程，即"听觉 – 理解 – 行为体现"这样的反应环路。所以，客观听力检查不能替代行为测听。

行为测听的三种方法

　　针对不同年龄段的婴幼儿，行为测听分为三种：① 行为观察法；② 视觉强化法；③ 游戏测听法。

1. 行为观察法

【适用对象】 0 ～ 6 月龄的婴儿。

【操作方法】 给受试儿一个刺激声，在一定的时间内观察其是否出现听性行为（即听到声音后的行为）的反应，以此评估其听功能。

　　刺激声由不同的发声玩具发出，根据这些玩具发出的声音特性（包括

频段和对应的主频）可以对婴儿进行行为观察，了解其听力下降的频段
（表7－1）。

表7－1　不同频段发声玩具主频参考表

频段	发声玩具	主频（Hz）
低频段	鼓	250～500
中频段	木鱼	800～1 000
	双音响筒	2 000
高频段	哨	3 000
	响板	3 500
	三角铁	6 000
	碰钟	8 000

【结果】　具有不同主频的发声玩具发出的声音强度（声压级）可以
被标定，当给声时，0～3月龄、4～6月龄婴儿的听性行为反应不同，
可以此判定其听阈（表7－2）。

表7－2　正常婴儿不同声压级的听性行为反应

月龄	声压级（dB）	听性行为反应
0～3	80～90	拥抱反射
	70～80	眨眼、睁大眼、变安静、眼珠转动
4～6	50～60	不完全转向声源

2. 视觉强化法

【适用对象】　2.5 岁以内的婴幼儿。

【操作方法】　通过让受试儿建立定向条件反射，即当给出刺激声时，
及时以声光玩具作为奖励，使其配合完成行为测听。

【结果】　2.5 岁以内各个年龄段的正常婴幼儿对各种刺激声期望出现
的听性行为反应见表7－3。

表 7-3 　2.5 岁内正常婴幼儿对各种刺激声期望出现的听性行为反应

年龄	刺激声声压级（dB）			期望出现的听性行为反应
	发声玩具	啭音	言语声	
0～6 周	50～70	78	40～60	睁大眼睛，眨眼，惊醒，惊跳
6 周～4 月	50～60	70	47	睁大眼睛，眨眼，视物追踪，到 4 月会转头
4～7 月	40～50	51	21	将头侧转寻找声源，出现聆听姿态
7～9 月	30～40	45	15	能立即确定侧方声源，但对来自下方的声源不能立即确定
9～13 月	25～35	38	8	能立即确定侧方、下方的声源，但对来自侧下方的声源不能立即确定
13～16 月	25～30	32	5	能立即确定各方向的声源
16～30 月	25	25	5	同上

注：啭音为一种临床检测声音，常用于小儿行为测听。

3. 游戏测听法

【适用对象】 　2.5 ～ 6 岁的幼儿。

【操作方法】 　让受试儿参与一个简单有趣的游戏，教会其对所给出的刺激声做出明确可靠的反应。受试儿必须能理解和执行这项游戏，并且在听性行为反应之前可以等待刺激声的出现，从而获得其每侧耳各频率的气导和骨导听阈。游戏测听法玩具的选择见表 7 - 4。

表 7-4 　游戏测听法玩具的选择

年龄	可选择的玩具
2.5～3 岁	5～7 层套圈或套塔等叠叠乐类玩具
3～4 岁	四柱或五柱几何形状配对的套柱积木、直径大些的插片玩具套
4～6 岁	色彩鲜艳、小巧、数量多的插片套、串珠子套、玻璃球滚层盒等

行为测听的注意事项

在进行行为测听前，检查医生会询问受试儿的病史，并向家长解释测试与操作方法。对于不能独自完成测试的受试儿，家长的配合至关重要。

（1）进入隔声室前，需要家长关闭手机，尽量保持安静，避免不必要的噪声。

（2）家长在检查过程中要积极配合检查医生，在受试儿无反应时，切忌用肢体和眼神予其暗示。

8 / 婴幼儿客观听力检查

直观检查——声导抗测试

声导抗测试是临床听力学诊断的基本方法之一，对发现中耳病变及面神经病变的定位诊断有很大的诊断价值。声导抗测试结合纯音测听（详见"9. 成年人听力检查——纯音测听与言语听测"）可对听力下降进行定量、定性、定位诊断。

1. 测试方法

选择合适的耳塞，准确封闭外耳道，并在外耳道施加一定的压力，使鼓膜处于紧张状态，通过声导抗仪测试经鼓膜折射回来的声能量，从而测试中耳的声导抗。

2. 测试内容与结果

声导抗测试内容包括声导抗鼓室图和声反射。

（1）声导抗鼓室图的横坐标是鼓室压力，纵坐标是外耳道容积，分为以下三种曲线，结果直观，见图 8 - 1。

> • A 型：峰压点（即鼓室压力峰值）出现在 -100 ~ +100 daPa 之间，峰压点幅度（即外耳道容积）在 0.3 ~ 1.6 mL 之间，为正常，图形如倒 V 形。异常者分为 As 和 Ad 两型，峰压点均在正常范围内：① As 型：峰压点幅度 < 0.3 mL，多见于耳硬化、听骨固定或鼓膜明显增厚；② Ad 型：峰压点幅度 > 1.6 mL，多见于听骨链中断、鼓膜萎缩、鼓膜穿孔愈合膜或咽鼓管异常开放。

- B型：声导抗鼓室图图形平缓，峰压点幅度 < 0.3 mL，多见于鼓室积液、鼓膜穿孔、中耳粘连、耵聍栓塞。
- C型：声导抗鼓室图图形如 A 型，但峰压点偏负，超过 -100 daPa，峰压点幅度在正常范围内，多见于咽鼓管功能障碍、鼓室负压。

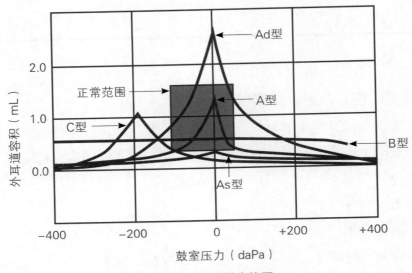

图 8-1 声导鼓室抗图

（2）声反射：对任意一耳的高强度声刺激会引起双侧中耳肌肉反射性收缩，这一现象称为声反射，也称为镫骨肌反射。声反射包括同侧（非交叉）声反射和对侧（交叉）声反射。

声反射阈是指能引起声反射的最小刺激声强度，其单位是 dB HL。正常耳的声反射阈为 70 ~ 95 dB HL。

听觉诱发电位测试

内耳的听觉感受器叫做螺旋器，它在接受外界传入的声刺激后，将声信息传递到听觉中枢。中枢神经可以产生与外界刺激声相关的生物电变化，这种电活动可以从脑电背景活动中提取并记录出来（即可以在头皮记录到生物电信号），称作听觉诱发电位（auditory evoked potential，AEP）。

通常根据给声刺激后 AEP 潜伏期的时间长短进行分类，可以分为短潜伏期 AEP、中潜伏期 AEP 和长潜伏期 AEP。

（1）短潜伏期 AEP：潜伏期 < 10 毫秒，包括听性脑干反应（ABR）、耳蜗电图（electrocochleography，ECochG）等。临床最常用的 AEP 就是 ABR。

（2）中潜伏期 AEP：潜伏期 10 ~ 50 毫秒，包括 40 Hz 听觉事件相关电位（40 Hz auditory event related potential, 40 Hz - AERP）。

（3）长潜伏期 AEP：潜伏期 > 50 毫秒，包括 N1 - P2 符合波、P300 等。

短潜伏期 AEP 主要来自耳蜗、听神经和脑干，而中、长潜伏期 AEP 分别代表中脑、皮质和皮质延迟性兴奋电位。

稳态听觉诱发电位（ASSR）测试（具有频率特异性）

ASSR 是采用多频调制声诱发的大脑稳态电反应，可以分别测试频率为 125 ~ 8 000 Hz 的听觉反应。图 8 - 2 为正常耳的 ASSR 测试结果，显示 500 Hz、1 000 Hz、2 000 Hz、4 000 Hz 的听阈均 < 20 dB HL。

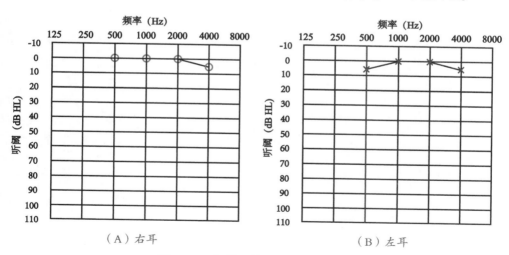

（A）右耳　　　　　　　　　　　　（B）左耳

图 8 - 2　正常耳的 ASSR 测试结果

〇代表右耳气导；✕代表左耳气导

1. 测试原理

ASSR 的刺激信号为调制声,即由调制信号(正弦波)使声信号中某一参量按一定的时间特性发生调变,其他参量则相对恒定。当刺激声强度等于或者高于听阈时,耳蜗基底膜上响应区域的毛细胞及由于调制频率造成的上下相当窄的频率区域的毛细胞被激活,其听神经发出神经冲动,沿听觉传导通路传至听觉中枢。于是脑电图上出现与调制频率同步或者跟随的诱发反应波。

2. 优缺点

(1)优点:ASSR 的测试结果不受受试者状态的影响,信号的分析完全由计算机自动进行,相比于纯音测听更加客观,尤其适用于婴幼儿及不能配合检查的成年人。ASSR 相对于 ABR 频率特异性较好,在听力检查的客观评估及伪聋的鉴定方面更全面。此外,听力越差,ASSR 与纯音听阈之间的差距越小。

(2)缺点:正常听力和轻度听力下降时 ASSR 的准确率有一定误差,难以分辨。年龄和刺激声的类型对 ASSR 有一定影响。

9／成年人听力检查
——纯音测听与言语测听

纯音测听与言语测听是成年人基本的听力检查。

纯音测听

1. 纯音听阈测试

听阈（hearing threshold）简单地说就是刚好能听见的最小声强值。纯音听阈测试即是测试受试耳对一定范围内不同频率纯音的听阈。听阈"提高"的意思就是"听力下降"。

纯音听阈测试包括气导听阈测试和骨导听阈测试。

两耳间的骨导声衰减（听阈差值）为 0 ~ 10 dB HL，而气导声衰减 ≥ 40 dB HL。在测试听力较差耳时，如刺激声达到一定强度但尚未达到受试耳的听阈，却已被对侧耳听到（"偷听"），会导致结果不准。所以，测试骨导听阈时，对侧耳一般都用噪声掩蔽，防止"偷听"；两耳气导声衰减 ≥ 40 dB HL，测试较差耳气导听阈时，对侧耳也应该予以噪声掩蔽。

2. 纯音听阈图

纯音听阈测试的结果就是得到一张纯音听阈图。纯音听阈图也称纯音听力图，是由专业听力师在专用的屏蔽室内，使用专用设备经过专业方法检测得到的。纯音听阈图的横坐标是频率（单位：Hz），纵坐标是听阈（单位：dB HL）。用不同颜色的符号把受试耳的听阈值记录下来，再将各相邻频率的气导听阈和骨导听阈分别用线连起来，成为气导听力曲线和骨导听力曲线，即形成一张标准的纯音听阈图。图9-1是正常耳的纯音听阈图。临床上根据纯音听阈图的不同特点，可以对听力下降做出初步诊断。

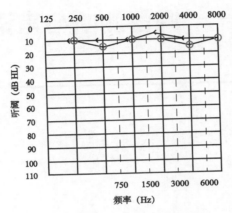

图9-1 正常耳的纯音听阈图

○代表右耳气导；＜代表右耳骨导

（1）传导性听力下降：传导性听力下降的纯音听阈图表现为骨导听阈正常或接近正常，气导听阈提高，气、骨导间有气骨导间距（即气导、骨导听阈的差值）（图9-2）。

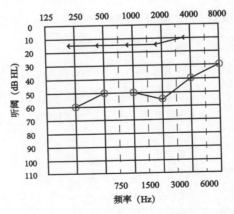

图9-2 传导性听力下降的纯音听阈图

○代表右耳气导；＜代表右耳骨导

（2）感音神经性听力下降：感音神经性听力下降的纯音听阈图表现为气、骨导听阈一致性提高，无气骨导间距（图9-3）。

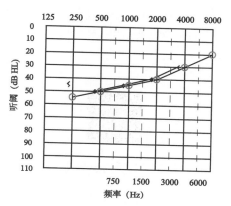

图9-3 感音神经性听力下降的纯音听阈图
〇代表右耳气导；＜代表右耳骨导；＜代表右耳骨导未引出

（3）混合性听力下降：混合性听力下降的纯音听阈图兼有传导性和感音神经性听力下降的纯音听阈图特点。气、骨导听阈都提高，但有一定的气骨导间距（图9-4）。

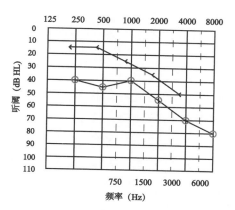

图9-4 混合性听力下降的纯音听阈图
〇代表右耳气导；＜代表右耳骨导

3. 居家自测听力水平

如果在家，我想知道自己的听力大概是什么样的水平、有没有听力下降，该怎么办？

上海交通大学医学院附属新华医院听力障碍及眩晕诊治中心已推出一款微信听力测试应用（扫描下方二维码即可使用），可帮助大家居家自测听力水平。这款应用通过模拟纯音测听的形式，得到每个频率能听到的最低声音强度（测试者可自行控制测试频率的给声强度）。戴上耳机，只需2分钟，即可完成测试。

2分钟听力小测试

言语测听

在日常生活中，人们除了需要"听到"声音更需要进一步"听清"甚至"听懂"言语。是否"听到"主要由听觉传导通路的结构和功能是否完整决定，在临床上可通过纯音测听进行检查。而能否"听清"和"听懂"则主要取决于大脑听觉中枢功能是否正常，目前临床上可通过言语测听进行辅助判断。

言语测听是一种测试受试者对言语信号识别能力的听力检查方法。

1. 测试方法

受试者坐在隔声室内，采用气导耳机或声场下扬声器发出言语信号，并依据测试情况和要求调整声音强度，请受试者重复回答，得出测试结果。常用的言语信号包括单音节、双音节或短句等。

如果受试者说方言或发音不清，可书写汉字或拼音加声调，或者由可说普通话的家属陪同进行现场解释。

2. 测试内容

（1）言语识别率：言语识别率（speech recognition score，SRS）是指在特定声音强度下能正确识别言语的百分数。根据言语听测材料的言语给声强度和言语识别率的函数关系可获得最大言语识别率及言语识别曲线。

（2）言语识别阈：言语识别阈（speech recognition threshold，SRT）指能正确识别 50% 言语信号的声级。可用于验证纯音听阈结果，作为言语听敏度指标（大龄儿童和成人）。① 言语识别阈与纯音听阈相差 ≤ 6 dB：结果非常一致；② 言语识别阈与纯音听阈相差 ≤ 12 dB：结果一致；③ 言语识别阈与纯音听阈相差 > 12 dB：结果不一致。

（3）言语觉察阈：言语觉察阈（speech detection threshold，SDT）是指能正确听到（不是识别）50% 言语检查项的最低声级。在纯音听力下降较重或受试者言语识别能力很差时，任何言语给声强度的言语测听材料测得的言语识别率都小于 50% 时，就无法测得言语识别阈。在这种情况下，可测试言语觉察阈，以明确言语相关的听力下降程度。

3. 临床意义

（1）确认纯音测听结果是否准确，预估（验证）听力下降的程度和性质（分类）。

（2）评价听觉中枢及语言中枢的功能，预估蜗后病变。

（3）评价受试者在日常生活中听懂言语和言语交流的能力。

（4）预估助听设备的聆听效果和言语康复的效果，并为制订言语康复方案提供依据，或预估手术效果。

导致听力下降的常见原因

本部分主要介绍导致听力下降的常见原因，包括新生儿黄疸、巨细胞病毒感染、分泌性中耳炎、慢性化脓性中耳炎、腺样体肥大、咽鼓管功能障碍、外耳道真菌病、外耳道胆脂瘤、中耳胆脂瘤、噪声、衰老。

通过阅读本部分内容，你可以大致了解这些常见导致听力下降原因的相关知识。

重点知识

· 导致听力下降的常见原因的表现

10 / 新生儿黄疸

很多刚出生或者出生不久的宝宝会出现肉眼可见的眼睛巩膜、皮肤、黏膜、体液和其他组织的泛黄，称为新生儿黄疸。其实，黄疸是指血液中胆红素浓度升高致黄色色素沉着于皮肤、巩膜和其他黏膜等的表现。

黄疸分为生理性黄疸和病理性黄疸。生理性黄疸一般不需要特殊处理。但如果确诊为病理性黄疸，需积极治疗。

那么，黄疸一定会影响孩子的听力吗？答案是不一定。

在解释这个问题之前，我们首先要了解一下黄疸造成听力下降的原因。

黄疸造成听力下降的原因

新生儿对胆红素的处理能力较弱，易患高胆红素血症，表现为黄疸。胆红素浓度过高对神经系统是有毒性的。由于新生儿的中枢神经系统仍处在不断发育完善的阶段，在高胆红素的影响下极易发生神经系统功能障碍，引起听力下降（直接损伤耳蜗毛细胞）、胆红素脑病等。

新生儿听力下降与总胆红素浓度呈正相关，即总胆红素浓度越高，发生听力下降的概率越大，听力下降的程度越严重。

临床上，将足月儿总胆红素 > 220.6 μmol / L（12.9 mg / dL），早产儿 > 256.5 μmol / L（15 mg / dL）作为新生儿高胆红素血症的诊断标准。当总胆红素超过 342 μmol / L（20 mg / dL）可能会出现胆红素脑病，影响听功能。

新生儿出现病理性黄疸需要接受的听力检查

出生后进行的新生儿听力筛查大多采用耳声发射（OAE）筛查（主要筛查部位为耳蜗外毛细胞），无法完全评估听觉传导通路的功能。因此，就算出生时听力筛查通过的宝宝，如果出现病理性黄疸，医生也会建议去专业的听力障碍诊治中心进行全面、系统、精细的听力学评估，包括声导抗、OAE、ABR 等，以评估中耳、耳蜗外毛细胞、听神经等整个听觉传导通路的情况。

如果新生儿黄疸已经退了，听力结果会改变吗？

高胆红素血症常会引起新生儿听力障碍、椎体外系症状和智力发育障碍等后遗症。因此，就算新生儿黄疸退了，也应该去专业的听力障碍诊治中心进行全面的、精细的评估。

由于新生儿内耳、中枢神经系统正处于发育和完善阶段，高胆红素血症造成的听力下降会有变化，因此家长应定期（孩子3月龄、6月龄、1岁）带孩子到医院进行听力的跟踪随访，并留意他们在日常生活中的听力情况、交流能力，警惕迟发性听力下降。

如果听力下降已经不可逆转，就需要及时干预，如采用助听器或人工耳蜗等，以防听力下降对孩子的言语发育造成影响。

11 / 巨细胞病毒感染
——新生儿最常见的先天性病毒感染

相信很多人对巨细胞病毒（cytomegalovirus，CMV）很陌生，其实它是新生儿时期最常见的先天性感染病毒。CMV 感染是引起婴幼儿智力低下、非遗传性耳聋的常见原因。在我国，新生儿出生时 CMV 感染率高达 0.3%～2.0%，所以 CMV 的影响不容忽视。

CMV 感染的途径

1. 感染媒介

CMV 主要通过人体体液传播，如唾液、血液、尿液、粪便、精液、阴道分泌物、泪液、母乳等。

2. 常见感染途径

（1）人与人之间密切接触：如共用食物、餐具，接吻，或与感染者发生性关系。

（2）母婴传播：主要通过胎盘、分娩时宫颈分泌物和血液，以及出生后经母乳喂养等传播途径感染。

（3）其他：如输血、器官移植等。

CMV 母婴传播类型

根据发生的时间不同，CMV 母婴传播可分为以下三种类型。

（1）先天性感染：指 CMV 感染的妈妈所生的子女在出生 14 天内（含 14 天）证实有 CMV 感染，由宫内感染所致。

（2）围生期感染：指 CMV 感染的妈妈所生的子女在出生 14 天内未证实有 CMV 感染，而于生后 3 ～ 12 周内证实有 CMV 感染，是在出生过程中或吮吸母乳等所致。

（3）出生后感染或获得性感染：指婴儿在出生后 12 周后证实有 CMV 感染。

CMV 感染患儿的表现

CMV 感染的新生儿中，有 10% ～ 15% 无症状，30% ～ 65% 有症状。CMV 感染会出现先天性或迟发性的感音神经性听力下降，听力下降程度不等。大部分患儿会出现渐进性听力下降，即听力慢慢下降。还可出现眼部病变，如脉络膜视网膜炎、白内障和失明，占 10% ～ 20%。其他器官也可受累，如听力下降，肝、脾肿大，黄疸，血小板减少性紫癜等；也可表现为单一器官受损，如单纯血小板减少、CMV 肝炎（肝内和肝外胆道梗阻、黄疸）。

CMV 感染还可表现为小头畸形（图 11－1），头颅 B 超或计算机体层成像（computed tomography，CT）检查可发现脑室周围钙化。

⚠ 注意：

CMV 感染是非遗传性感音神经性听力下降的主要原因之一。听力下降仅为诸多表现之一，但往往被忽略。

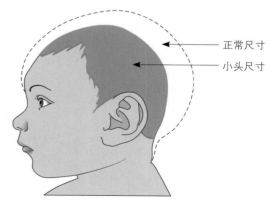

正常尺寸
小头尺寸

图 11－1　小头畸形

CMV 感染引起听力下降的原因

CMV 感染引起听力下降的原因尚不清楚。有动物实验研究显示，CMV 可导致内耳不同结构的损伤，如病毒侵入迷路内淋巴液和外淋巴液，导致迷路炎，引起内、外毛细胞的变性和坏死。CMV 对大脑脑室内层的室管膜细胞、听神经细胞及血管内皮细胞有特殊的亲和力。CT 检查发现 CMV 感染儿的脑室周围有低密度病灶和／或伴有局部钙化灶。所以，由 CMV 感染所致的感音神经性听力下降可能与迷路炎、中枢神经系统受影响都有关。

⚠ 特别注意：

（1）有症状的 CMV 感染新生儿：一定要到专业的听力障碍诊治中心进行诊断性听力学评估，明确有无听力下降。

（2）无症状的 CMV 感染新生儿：即使通过了新生儿听力筛查，也应定期随访，监测听力。因为 CMV 感染引起的听力下降有可能是迟发性的、渐进性的。

（3）CMV 感染的新生儿：家长需密切关注孩子的听力，定期接受听力检查。若能早发现、早诊断、早干预，可提高听觉言语和语言发育水平，减轻听力下降带来的影响。

12 / 分泌性中耳炎
——最常见的儿童耳科疾病

　　有时，看似微不足道的疾病会导致令人惊讶的、长期严重的损害。分泌性中耳炎（otitis media with effusion，OME）就是这样一种疾病。

　　分泌性中耳炎是儿童最常见的耳科疾病之一，是影响儿童听力最常见的原因。分泌性中耳炎多因感冒所致，常发生于6月龄至3岁儿童，男孩的发病率高于女孩，好发于秋冬季。与急性中耳炎相比，由于分泌性中耳炎缺乏明显的症状，经常被漏诊。虽然分泌性中耳炎通常具有自限性（可自愈），积液通常在4～6周内自行被吸收，但在某些情况下，分泌性中耳炎可能会反复发作，还会继发感染、积液黏稠，不仅会给孩子带来痛苦，还可能导致孩子永久性听力下降。

　　分泌性中耳炎患儿症状大多较轻，可能只会导致短暂的、轻微听力下降。有些孩子可能在入托前的听力筛查或耳科检查（清理耵聍）时才发现患有分泌性中耳炎。许多家长因此非常诧异，在后续的治疗随访中也会显得十分焦虑。

分泌性中耳炎的病因

　　分泌性中耳炎通常是由于咽鼓管功能不良所致。咽鼓管是连接中耳和鼻咽部的管道（图12-1），用于调节周围空气与耳朵之间的压力平衡。当咽鼓管不能正常工作时，耳内就会形成负压，导致鼓室内液体渗出，积在中耳鼓室内不能排出。

1. 咽鼓管不能正常工作的原因

① 咽鼓管发育不成熟、畸形；② 腺样体（腺样体位置参见图 14 - 1）肥大；③ 感冒或过敏导致咽鼓管肿胀和充血（这种肿胀会阻碍鼓室内空气和液体的正常流动）。

2. 分泌性中耳炎的风险因素

所有孩子都可能患分泌性中耳炎，但以下因素可能会增加患病的风险：① 感冒；② 经常平躺时被父母用奶瓶喂食；③ 经常和抽烟者同处一室；④ 缺乏母乳喂养；⑤ 既往中耳炎病史；⑥ 颅面部畸形，如唇腭裂。

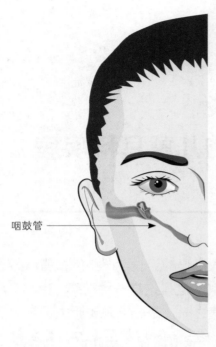

咽鼓管

图 12 - 1 咽鼓管的解剖位置

分泌性中耳炎的临床表现

儿童分泌性中耳炎的临床表现可能因人而异，症状轻重不同，常见症状包括听力下降（注意力不集中、调高电视机音量、易怒或误判方向、言语发育迟缓）、经常拉扯一只耳朵或两只耳朵、失去平衡等。

分泌性中耳炎的危害

尽管很多情况下分泌性中耳炎导致的听力下降是暂时的，听力下降可能会逐渐好转，但值得关注的是，少数情况下或者反复出现分泌性中耳炎，会造成永久性听力下降——感音神经性听力下降。此外，值得注意的是，即使是暂时性的听力下降也可能导致严重的后果。如果儿童不能正常听声、无法准确分辨声音，可能会对他们的言语发育产生重大的影响。在轻度、反复发作的病例中，这些潜在的危害更易被长期忽视。

分泌性中耳炎的治疗

如果怀疑孩子患有分泌性中耳炎，应寻求医生的专业帮助。在就诊时，医生将询问孩子的病史，并完成专科体检，包括使用耳镜检查外耳道和鼓膜。图 12－2 是分泌性中耳炎患儿鼓膜的典型表现。此外，患儿还需要接受听力检查。纯音听阈和声导抗的测试结果有助于诊断分泌性中耳炎。

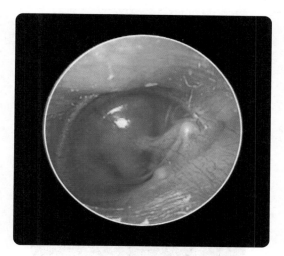

图 12－2　分泌性中耳炎患儿鼓膜的表现
鼓室有积液

如果孩子炎症持续超过 3 个月，家长在就诊时应告知医生，以帮助医生判断孩子是否患有慢性分泌性中耳炎。通过有效的内科或外科治疗，既治愈分泌性中耳炎，又可预防和干预因分泌性中耳炎导致的听力下降与言语发育问题。

急性中耳炎与分泌性中耳炎的区别

儿童急性中耳炎和分泌性中耳炎的区别见表 12－1。

急性中耳炎和分泌性中耳炎都可以出现中耳鼓室积液和鼓膜不透明或浑浊，可以通过一些鼓膜的细节来区别。

表 12-1　儿童急性中耳炎与分泌性中耳炎的区别

中耳炎	是否疼痛	鼓膜细节		
		形态	颜色	具体表现
急性中耳炎	是	膨出	充血发红	鼓膜增厚、不透明
分泌性中耳炎	可能	内陷或正常	琥珀色	透过鼓膜可见鼓室内液体平面或鼓室内有气泡

正常鼓膜、分泌性中耳炎鼓膜、急性中耳炎鼓膜见图 12-3。

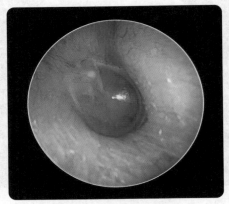

（A）正常鼓膜（半透明）

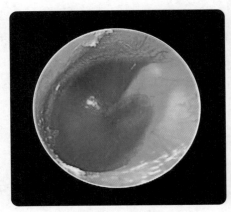

（B）分泌性中耳炎
（积液充满鼓室，鼓膜呈琥珀色）

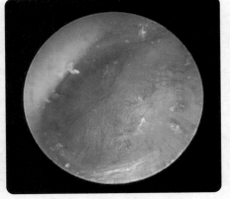

（C）急性中耳炎鼓膜
（充血发红）

图 12-3　正常鼓膜、分泌性中耳炎鼓膜、急性中耳炎鼓膜的区别

13 / 慢性化脓性中耳炎

慢性化脓性中耳炎（chronic suppurative otitis media）是一种常见病，是中耳黏膜、骨膜或者骨质的慢性化脓性炎症，特点是耳内反复流脓、鼓膜穿孔和听力下降。严重的慢性化脓性中耳炎可导致耳源性颅内、外并发症。

慢性化脓性中耳炎的临床表现

（1）反复流脓：感染控制脓液可消失，但会因耳朵进水、机体抵抗力下降等诱因反复流脓，甚至持续流脓。

（2）鼓膜穿孔：大多数慢性化脓性中耳炎患者都有鼓膜穿孔，大小不一。

（3）听力下降：多数是传导性听力下降，轻者可无症状。当鼓膜穿孔大或听小骨被破坏时，气骨导间距可达 40 dB HL 以上，甚至会出现混合性听力下降。

慢性化脓性中耳炎的耳内镜检查

通过耳内镜检查能看到鼓膜紧张部有穿孔，大小不一，大多数是单个穿孔（图 13–1）。残余鼓膜可有钙化斑（图 13–1A），可伴有穿孔缘肉芽组织形成。鼓室内壁黏膜可充血，甚至肿胀增厚，亦可形成肉芽组织，由穿孔处凸入外耳道。

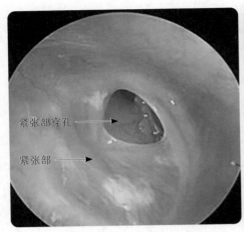
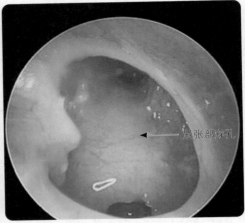

（A）小穿孔，白色为钙化斑　　　　　　（B）大穿孔

图 13-1　慢性化脓性中耳炎鼓膜紧张部穿孔（无脓液）

慢性化脓性中耳炎的治疗

1. 治疗原则

慢性化脓性中耳炎的治疗原则是去除病因、控制感染、清除病灶、通畅引流和改善听力。

2. 治疗方法

（1）药物治疗：3% 过氧化氢溶液（双氧水）洗耳 + 氧氟沙星滴耳液滴耳。切记用药方法要正确。先清洗耳朵，用棉签蘸干，再滴耳液，否则药水滴在脓上是起不到作用的。患者最好躺在床上，患耳朝上，保持滴耳液在耳内 15 分钟（耳浴）。忌用氨基糖苷类抗生素等耳毒性药物滴耳；忌用粉剂，因其可能堵塞穿孔妨碍引流。

（2）手术治疗：流脓停止、干耳后，小的鼓膜穿孔有可能自愈。穿孔不愈者应及时行鼓室成形术和听骨链重建术。如鼓膜穿孔贴补试验（用滤纸等覆盖鼓膜穿孔处后检查听力）阳性（听力提高为阳性），鼓室和乳突无不可逆性炎性病变，干耳 3 周 ~ 1 月后可行鼓膜修补术。手术的主要目的是清除病灶，另一个目的是改善听力。根据病变情况，有时手术无法保留听力或需要数月后再行二次手术以提高听力。

- 鼓膜修补术（仅修补鼓膜）：鼓膜修补术是指中耳无感染或骨质无病变时，通过移植自体的颞肌筋膜修补鼓膜穿孔。如果筋膜移植成功，鼓膜会在 6 周左右完全愈合且听力明显提高。
- 鼓室成形术和听骨链重建术：中耳感染会导致鼓膜较大穿孔，损伤中耳黏膜以及传导声音的三块听小骨。鼓室成形术和听骨链重建术是指清除感染组织、修复听骨链和修补鼓膜。根据听小骨的破坏情况，可选择合适的人工听骨等材料进行听骨链重建术。大多数情况下，术后患者听力可提高。

辟谣：耳朵流脓 = 中耳炎

耳朵流脓 ≠ 中耳炎。

1. 耳朵流脓的原因

耳朵流脓是常见的症状，可由外耳道炎症，或中耳炎症引起，也可由两者共同引起。耳朵流脓时必须经过医生的专业检查，才能确定原因。

（1）单纯外耳道炎：是指局限在外耳道的炎症，不累及中耳。多数由洗澡、游泳后挖耳致耳道损伤或真菌感染等引起。这些炎症往往会被鼓膜挡住，不进入中耳。挖耳、不洁采耳导致耳道皮肤屏障破坏，细菌或真菌感染，耳道就会流脓（黄色液体或者白色分泌物）。这些单次发作或者容易反复的外耳道感染，常常会因为耳道分泌物过多造成传导性听力下降，伴有耳闷感。经过耳道清理、抗炎、抗真菌等治疗后常常可以恢复。

（2）急慢性化脓性中耳炎、中耳胆脂瘤：急慢性化脓性中耳炎、中耳胆脂瘤（详见"18. 中耳胆脂瘤"相关内容）时鼓膜有穿孔，脓液从穿孔处流出。除了耳朵流脓，听力也会下降。治疗上复杂得多，除急性化脓性中耳炎以外，大多需要手术治疗。

（3）中耳炎 + 外耳道炎：如果总是有脓液通过鼓膜穿孔处流出，会刺激外耳道引起炎症。此时，耳朵流脓的原因就是中耳炎 + 外耳道炎。

2. 耳反复流脓与听力下降

如果有耳反复流脓且听力越来越差的情况，要警惕病变部位在中耳，甚至内耳。

我们在"1. 听到世界的声音——耳的解剖与生理"中介绍过，声音到达内耳的主要途径是气导，声音振动鼓膜，鼓膜的振动带动听骨链的活动，然后将振动能量传递进入耳蜗。在这个途径中任何一个环节有问题，都会引起传导性听力下降。

具体来说，鼓膜穿孔、鼓室肉芽组织形成、听小骨被破坏是慢性化脓性中耳炎最常见的听力下降的原因。中耳积脓、反复炎症引起的肉芽组织形成、胆脂瘤都会引起传导性听力下降。

另外，如果炎症或者毒性产物进入耳蜗，引起迷路炎，造成毛细胞甚至听神经纤维损伤，会引起混合性听力下降（传导性＋感音神经性听力下降），甚至有完全听力下降（全聋）的风险。

所以，别小看耳流脓，尤其是反复的耳流脓。如发现有耳流脓，必须到医院就诊，医生会通过专业检查判断炎症的部位和范围，并提供相应的治疗方案。

14 / 腺样体肥大
——孩子打呼噜，没那么简单

现在，一个曾经被忽略的症状——孩子打呼噜，逐渐引起家长的关注。孩子打呼噜很可能是由腺样体肥大引起，而腺样体肥大可造成听力下降。

腺样体的位置

腺样体是咽部的淋巴组织，但并不在视觉直视范围内，而是在鼻咽部，位置要高于扁桃体（图 14 - 1）。所以腺样体是否肥大需要通过辅助检查来观察，不是张口就能看到。医生通常会选择鼻内镜检查、鼻咽侧位 X 线片检查，或鼻咽锥形线束 CT（cone beam CT，CBCT）检查（CBCT 辐射量仅为普通 CT 的 1/40）。

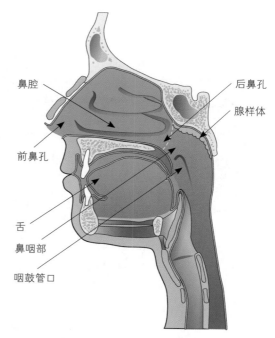

鼻腔　　　　　　　后鼻孔
前鼻孔　　　　　　腺样体
舌
鼻咽部
咽鼓管口

图 14 - 1 腺样体的解剖部位

腺样体与中耳炎的关系

在"12. 分泌性中耳炎——最常见的儿童耳科疾病"中已经介绍了咽

鼓管，大家可以重点关注图 12 - 1，再回顾一下咽鼓管的解剖位置。咽鼓管是沟通鼻咽部与中耳鼓室的管道。当做吞咽动作时，咽鼓管会短暂开放继而再关闭。正是这种开合使得外耳和中耳保持压力均衡，耳内就不会有负压。

咽鼓管在鼻咽部的开口就在腺样体旁边（图 14 - 2）。当腺样体肥大时，因鼻部的引流不通畅，很容易引起细菌和病毒的感染，这种感染通过咽鼓管进入中耳就会导致中耳炎。鼓室内的分泌物本应该要通过咽鼓管排出至鼻咽部，但由于肥大的腺样体堵住咽鼓管鼻咽部的开口，也容易引起中耳炎。

有时候，定植在腺样体表面的细菌，也可能通过咽鼓管进入鼓室，引起中耳炎，最终影响孩子的听力。

所以，如果家里有打呼噜的孩子，家长要记得关心孩子耳朵的问题。

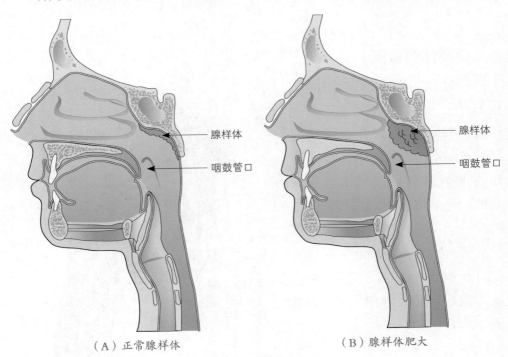

（A）正常腺样体 　　　　　　　　　（B）腺样体肥大

图 14-2 腺样体肥大

15 / 咽鼓管功能障碍

咽鼓管与咽鼓管功能障碍

1. 咽鼓管

我们在前文已经介绍了咽鼓管的解剖位置。咽鼓管是沟通鼻咽部与中耳鼓室的管道（可回顾图 12-1）。吞咽、打哈欠、捏鼻鼓气时咽鼓管会开放，中耳的压力就会与外界一致。当咽鼓管打开时，通常可以听到轻微的声响。如果咽鼓管不能正常地开合，耳内的空气被吸收，就会产生负压。

2. 坐飞机会感到耳闷、耳痛的原因——暂时性咽鼓管功能障碍

飞机在起飞、降落时，机舱的气压会有变化，咽鼓管一直处于闭合状态，导致耳闷，甚至耳痛。这是因为外界压力的变化引起的暂时性咽鼓管功能障碍。如果在耳闷、耳痛时嚼口香糖、打哈欠，使咽鼓管开放，不适感就会消失。

3. 咽鼓管功能障碍引起的耳闷

耳闷的原因比较多，1% ~ 5% 的成年人因为咽鼓管功能障碍引起耳闷。因咽鼓管功能障碍引起的耳闷，一般情况下，吞咽或打哈欠的动作都能使这种耳闷感很快消失。但有一些人的耳闷感会持续存在，严重时甚至可能引起听力模糊，产生听不清的感觉。

4. 咽鼓管功能障碍的病因

临床上咽鼓管功能障碍的病因复杂。

　　儿童咽鼓管发育还不成熟，跟成年人相比，较短、平、宽（图15－1）。这样的特点使得儿童咽鼓管功能障碍发生率比成年人要高得多，加上腺样体肥大、免疫功能也不完善，所以儿童中耳炎发病率也更高。

　　在成年人，鼻息肉、咽鼓管附近的良恶性肿瘤等，会引起咽鼓管功能障碍。

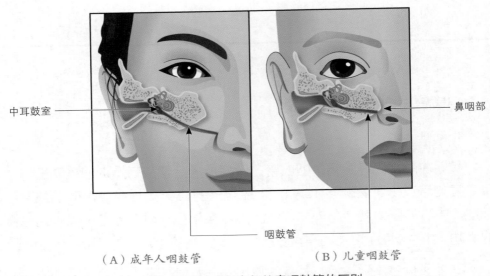

中耳鼓室

鼻咽部

咽鼓管

（A）成年人咽鼓管　　　　　　　　（B）儿童咽鼓管

图15－1　成年人与儿童咽鼓管的区别

咽鼓管功能障碍的治疗——咽鼓管球囊扩张术

1. 咽鼓管球囊扩张术简介

　　除了治疗鼻息肉、咽鼓管附近的良恶性肿瘤等以外，咽鼓管球囊扩张术——一种新型、有效的微创技术，操作简单、安全，术后第二天患者即可出院。大部分情况下，咽鼓管球囊扩张术可以使患者恢复正常的咽鼓管功能，恢复耳部压力平衡，去除耳闷感。

2. 咽鼓管球囊扩张术的具体操作方法

　　在内窥镜辅助下，将球囊导管经患者鼻或口咽部进入，之后将球囊定位于咽鼓管软骨段，通过压力泵将球囊加压至 10 bar（1 bar = 100 kpa），维持 2 分钟后拔出。

　　术后建议患者进行咽鼓管通气训练即"捏鼻鼓气"（瓦尔萨瓦尔动作）：捏住两边鼻孔，保持嘴部紧闭，进行鼓气动作。通常每天进行3～5次。每位患者的情况都有差异，应在医生指导下确定具体训练时间和次数。

16/

外耳道真菌病
——外耳道里也会长"霉菌"

外耳道真菌病又称真菌性外耳道炎，是指真菌入侵外耳道或外耳道内的某种条件下能致病的真菌生长繁殖，导致外耳道急性或慢性炎症。常见的致病真菌有曲霉菌、念珠菌等。外耳道真菌病在耳鼻咽喉科门诊较为常见，较难治愈，易复发、易传染，所以要尽量做到早预防、早发现、早诊断、早治疗。

外耳道真菌病的诱因

（1）环境因素：真菌在温暖和潮湿的环境下滋生繁殖快。

（2）免疫因素：在正常机体内，免疫系统能够抵抗外来的病原微生物入侵。但当机体长期处于严重营养不良状态，长期不正确使用和滥用抗生素、免疫抑制剂，患有免疫系统缺陷疾病时，机体免疫功能受到抑制，为真菌的生长繁殖创造了条件。

（3）解剖因素：外耳道是一个一端封闭、一端开放的狭长管道，易成为真菌生长的温床。

（4）生活习惯因素：在正常情况下，外耳道呈微酸性环境，而经常挖耳、频繁游泳等会改变外耳道的酸碱值。耵聍腺分泌的耵聍、皮脂腺分泌的皮脂和外耳道皮肤脱落的上皮可形成蜡状耵聍，可保护外耳道免受真菌感染。若经常挖耳，则会破坏正常的皮肤屏障，这些都为真菌入侵提供了条件。此外，不洁采耳史与外耳道真菌病也有较高的相关性。

外耳道真菌病的临床表现

轻者可无症状或者仅有外耳道不适。耳道瘙痒是最常见的症状。真菌感染可致大量分泌物覆盖外耳道皮肤或鼓膜表面，甚至阻塞外耳道，导致耳闷胀感，甚至出现听力下降、耳鸣。

因真菌的侵蚀破坏，还可以导致外耳道皮肤和鼓膜溃疡、肿胀，而出现耳痛。

值得注意的是，外耳道真菌病有时会伴有细菌感染，出现耳道流脓、耳痛。严重的真菌感染还可引起周围性面瘫，特殊体质的患者甚至会出现坏死性外耳道炎。某些外耳道真菌感染或可引起低到中度发热。

根据真菌种类的不同，临床表现也有所不同（表 16 - 1）。

表 16 - 1　外耳道真菌病的临床表现

真菌种类	感染后的临床表现
曲霉菌	外耳道内有菌丝。依据曲霉菌种类不同，可有白色、灰黄色、灰色、褐色等，多为局限性侵入性感染
念珠菌	外耳道皮肤潮红糜烂，边界清楚，表面覆盖白色或奶油状薄膜，擦拭后会出现鲜红色湿润的基底
青霉菌	外耳道可出现红肿、溃疡
毛霉菌	外耳道表面有脓性分泌物、轻微肿胀，严重者可引起面瘫
芽生菌	初期可见外耳道皮肤散在丘疹和小脓包，其后发展成暗红色、边缘不整的浅溃疡，有肉芽组织生长，表面有脓性分泌物

外耳道真菌病的诊断

同时符合以下三项即可诊断为外耳道真菌病。

（1）出现以下1种或多种症状：外耳道瘙痒、闷胀感、疼痛、流脓及听力下降等。

（2）检查可见外耳壁附有呈片状、斑点状的灰色、褐色等真菌菌落，可见真菌孢子，或者外耳道充血、有黄色脓性分泌物等。

（3）外耳道分泌物真菌涂片检查结果为阳性。

外耳道真菌病的并发症

常见外耳道真菌病并发症有鼓膜穿孔、分泌性中耳炎、外耳道骨炎等，可伴有头痛、眩晕、听力下降、寒战和发热等症状。

少数患者会发展为恶性外耳道真菌病，可并发乳突炎（乳突有炎症）、岩锥炎（岩锥有炎症）、迷路炎（为耳源性或脑膜源性等因素所致内耳的非化脓性或化脓性感染）、面瘫、传导性或感音神经性听力下降、脑膜炎等。

外耳道真菌病的治疗

1. 局部治疗

（1）局部使用抗真菌药物。常用的抗真菌药物：两性霉素 B、克霉唑、制霉菌素、咪唑类药（咪康唑、酮康唑）、三唑类药（氟康唑、伊曲康唑）、棘白菌素类药等。在彻底清除外耳道内的真菌痂皮和分泌物后，局部涂抹抗真菌药物，药物应涂至耳道深部但不能损伤鼓膜。若自己无法操作可到耳鼻喉科寻求医生的帮助，医生会在耳内镜辅助下涂药。

（2）保持外耳道干燥：避免频繁挖耳。

（3）氦氖激光照射：以曲霉菌和念珠菌为主要致病菌时疗效较好。

2. 全身治疗

病情严重者，必要时需要接受抗真菌药物静脉滴注治疗。

外耳道真菌病的预防

（1）养成良好的生活习惯：保持外耳道干燥、避免频繁挖耳、避免使用不洁工具挖耳等。

（2）在医生的指导下合理使用抗生素和激素，避免滥用。

17 / 外耳道胆脂瘤

外耳道胆脂瘤并非真正的肿瘤，是一种外耳道皮肤脱屑、胆固醇结晶（形态为缺角的长方形或方形，无色透明）堆积、上皮组织包裹所形成的囊状团块。外耳道胆脂瘤在临床上并不多见，只占耳科疾病的 0.1% ～ 0.5%，中老年人多见，双耳均可发生，单耳多见。

外耳道胆脂瘤的病因

外耳道胆脂瘤病因和发病机制还不明确，可能是外耳道局部病变如外耳道狭窄、慢性炎症、耳部外伤、局部感染等，导致外耳道自洁功能下降，脱落上皮组织排出障碍，最终形成胆脂瘤。

外耳道胆脂瘤的分类、分期

1. 分类

外耳道胆脂瘤可分为自发性、先天性、外伤性、医源性、阻塞性等。

2. 分期

外耳道胆脂瘤的分期详见表 17 - 1。

通过手术治疗，Ⅰ期患者听力可恢复正常，Ⅱ期和Ⅲ期患者术后平均气骨导间距值较术前分别减少 20 dB HL 和 25 dB HL。

图 17 - 1A 为左耳外耳道胆脂瘤Ⅱ期患者纯音听阈图，250 ～ 4 000 Hz 平均气骨导间距为 26 dB HL。图 17 - 1B 为右耳外耳道胆脂瘤Ⅲ期患者

纯音听阈图，250 ~ 4 000 Hz 平均气骨导间距为 39 dB HL。

表 17 - 1　外耳道胆脂瘤的分期

分期	病变表现	气骨导间距
Ⅰ期	外耳道无扩大或轻微扩大，局部小凹形成	可达 20 dB HL
Ⅱ期	外耳道明显扩大，局部囊袋形成	可达 30 dB HL
Ⅲ期	侵入乳突和 / 或上鼓室	可达 45 dB HL

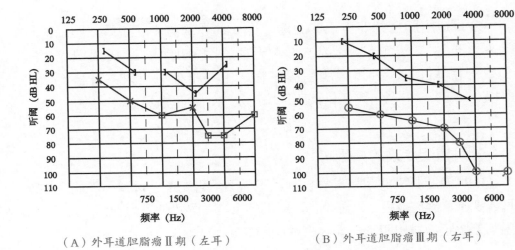

（A）外耳道胆脂瘤Ⅱ期（左耳）　　　　（B）外耳道胆脂瘤Ⅲ期（右耳）

图 17 - 1　外耳道胆脂瘤患者纯音听阈图
]代表左耳骨导（掩蔽）；✕代表左耳气导；□代表左耳气导（掩蔽）；
[代表右耳骨导（掩蔽）；＜代表右耳气导；○代表右耳气导；⊘代表右耳气导未引出

外耳道胆脂瘤的临床表现

外耳道胆脂瘤的临床表现与胆脂瘤大小、有无继发感染等有关，部分患者可无任何症状，有症状的外耳道胆脂瘤患者可表现为：

（1）听力下降：多为传导性听力下降，多数由外耳道胆脂瘤堆积阻塞外耳道所致，也可为听骨链破坏引起。

（2）耳闷、耳痛：耳痛多表现为钝痛，由外耳道骨膜炎引起。还有耳鸣、耳瘙痒感等。

（3）耳流脓：可能与多种微生物局部感染有关，绿脓杆菌感染较常见。

（4）面瘫与张口受限：外耳道胆脂瘤可广泛破坏外耳道骨壁的骨质，经外耳道后壁侵犯至乳突。面神经可因骨质破坏而裸露于病灶下方，严重者可引起面瘫。如侵犯颞颌关节可出现张口受限。

外耳道胆脂瘤的相关检查

1. 耳内镜检查

耳内镜检查可见外耳道内黄褐色团块及白色囊袋状结构栓塞，与外耳道贴附紧密，分离较困难。可伴有外耳道扩大，皮肤糜烂、肿胀、肉芽组织形成等。

2. 耳部 CBCT 检查

耳部 CBCT 检查也称颞骨 CBCT 检查，是外耳道胆脂瘤的常规影像学检查，可明确病变的性质和范围。外耳道胆脂瘤的病变首先位于外耳道，以外耳道骨质破坏为主，呈现由外耳道向乳突、鼓室压迫，侵袭、破坏之势。颞骨 CBCT 可显示外耳道软组织影，组织呈膨胀性生长，骨缺损缘光滑，类似中耳胆脂瘤（详见"18. 中耳胆脂瘤"相关内容）。外耳道胆脂瘤颞骨 CBCT 图像见图 17 - 2B、图 17 - 3B。

案 例 分 析

1. 案例 1

【基本情况】 72 岁的王婆婆，因右耳耳痛及耳部堵塞感就诊，诊断为右侧外耳道胆脂瘤。

【检查结果】

（1）耳内镜：示耵聍样及白色上皮样物与外耳道后上壁贴附紧密（图 17 - 2A），难以清理。

（2）颞骨 CBCT：示右侧外耳道软组织影，外耳道上壁、后壁骨质破坏，侵及中耳，听小骨骨质欠清晰（图 17 - 2B）。

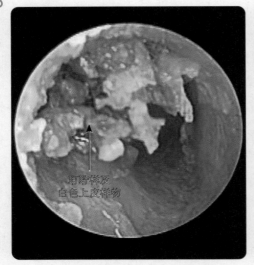

（A）耳内镜

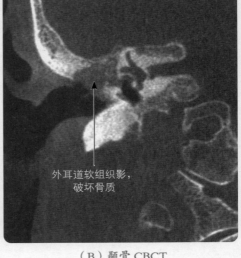

（B）颞骨 CBCT

图 17-2　王婆婆耳内镜及颞骨 CBCT 图像

【解析与思考】

（1）王婆婆因耳痛、耳堵塞感就诊，耳内镜检查发现外耳道内白色上皮样物，难以清除，颞骨 CBCT 显示外耳道骨质破坏、中耳受侵（外耳道胆脂瘤Ⅲ期），以上都符合典型外耳道胆脂瘤的表现。

（2）外耳道胆脂瘤发展缓慢，症状缺乏特异性，老年人感觉迟钝，往往容易忽略，以致于长时间没有得到治疗。

（3）慢性中耳炎一般耳痛不明显，因此，耳痛、耳闷要警惕外耳道胆脂瘤。

2. 案例 2

【基本情况】　18 岁的小张同学，因左耳耳痛及听力下降 2～3 年就诊，诊断为外耳道胆脂瘤。

【检查结果】

（1）耳内镜：示左侧外耳道前壁充血膨隆，外耳道内白色上皮样物栓塞（图 17-3A），与外耳道贴附紧密，无法分离。

（2）颞骨 CBCT：示左侧外耳道软组织影，外耳道后壁骨质破坏，外耳道扩大，病变侵及乳突气房及中耳，听小骨形态正常（图 17-3B）。

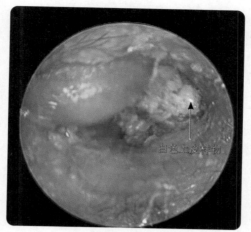

（A）耳内镜

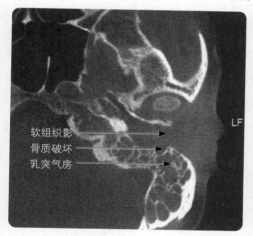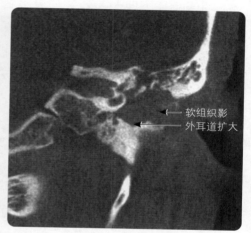

（B）颞骨 CBCT

图 17-3　小张同学耳内镜及颞骨 CBCT 图像

【解析与思考】

（1）从颞骨 CBCT 看，小张同学外耳道扩大明显，外耳道骨质破坏明显，已侵入乳突气房，属于外耳道胆脂瘤Ⅲ期，因此病情比较严重。

（2）小张同学的病史提醒我们，出现长时间、持续加重的耳部不适应及时就诊。

外耳道胆脂瘤的诊断、鉴别诊断

1. 诊断

纯音测听可初步判定有无听力下降及听力下降的性质。外耳道胆脂瘤患者主要以传导性听力下降为主，大多为中度听力下降，少数年龄较大、病史较长者可出现混合性听力下降。

所有病例均应进行组织病理学检查，排除外耳道癌或恶性外耳道炎的可能性。

2. 鉴别诊断

临床特征不典型者还需与外耳道阻塞性角化症、耵聍栓塞、化脓性中耳炎、外耳道炎、真菌感染、耵聍腺癌等鉴别。其中，最容易与外耳道胆脂瘤混淆的疾病是外耳道阻塞性角化症和耵聍栓塞。外耳道阻塞性角化症仅是阻塞性角化物在外耳道堆积形成致密栓子，外耳道壁也可受压呈膨胀性改变，但无骨质破坏。

外耳道胆脂瘤的治疗

外耳道胆脂瘤唯一的治疗方法就是彻底清除病灶。治疗方案的选择主要取决于疾病的程度、病因、合并症、患者的意愿和医生对病例的判断。

对于早期病变，对疼痛耐受较好的患者，可在门诊耳内镜下进行完全清理，有些胆脂瘤较难取出，需多次清理。对于门诊无法取出的外耳道胆脂瘤及侵犯乳突、中耳的外耳道胆脂瘤应行手术治疗。

外耳道胆脂瘤易复发，因此外耳道胆脂瘤术后患者应定期复查，发现有上皮组织堆积及时清理。

18 / 中耳胆脂瘤

中耳胆脂瘤与外耳道胆脂瘤一样也不是真正的肿瘤，是角化的鳞状上皮组织在中耳内形成的囊性结构，里面常堆积有白色脱落上皮组织。这样的囊性结构会像滚雪球一样越滚越大，破坏周围的结构。所以，一旦发现应尽早手术。

中耳胆脂瘤的分类

中耳胆脂瘤根据胆脂瘤的来源可分为先天性和后天性两种。先天性胆脂瘤是指因胚胎期上皮组织未被吸收而残留，孤立存在于颞骨的岩尖部、鼓室或乳突。后天性胆脂瘤是由鼓膜或外耳道的鳞状上皮组织进入鼓室形成，多与感染有关。

中耳胆脂瘤的临床表现

有自觉症状时与慢性化脓性中耳炎相似，都有耳流脓和听力下降，但中耳胆脂瘤患者常伴有头不适（如头痛）、耳痛等症状。随着疾病的进展，可出现眩晕、面瘫及其他颅内外并发症。

1. 耳流脓

脱落上皮组织内常因厌氧菌感染使脓液奇臭。炎症重、有肉芽组织生长时，可有血性分泌物。

2. 听力下降

传导性听力下降的程度与听骨链受累程度及鼓膜形态是否正常有关。有时，破坏的听骨链被胆脂瘤上皮组织代替链接，听力可接近正常。中耳胆脂瘤破坏或炎症累及内耳可引起感音神经性听力下降和耳鸣。

3. 眩晕

迷路骨壁被破坏形成迷路瘘管，可因外耳道压力改变发生眩晕；细菌毒素致迷路炎症也会产生眩晕。

4. 面瘫

中耳胆脂瘤压迫面神经或感染累及面神经可出现面瘫 – 口眼歪斜。

5. 其他颅内外并发症

（1）颅内并发症：中耳胆脂瘤破坏中耳与颅脑相隔的骨板，可引起脑膜炎、脑脓肿等。由于抗生素普遍应用，颅内并发症发病率已明显减少，但仍有发生。由于病情严重，需紧急处理，应引起高度重视。

中耳胆脂瘤或慢性化脓性中耳炎，病情严重时将合并颅内并发症，具体表现如下：

- 患者出现精神萎靡，尤其是出现表情淡漠，常常是耳源性颅内并发症的首发症状。
- 脓液突然减少或突然增多，同时伴耳痛、持续性头痛及全身不适、发热等，要特别警惕。
- 出现脑膜刺激症状、颅内压增高表现、脑神经麻痹及中枢局灶性定位体征、眼底改变，以及脑脊液改变。
- 乳突区红肿压痛，颈部有硬条索状包块。
- 耳部 CT 检查可见乳突骨质破坏或天盖（与颅内相隔的骨板）破坏。增强 CT 检查和磁共振成像（magnetic resonance imaging，MRI）检查可以确定颅内并发症的类型和范围。

（2）颅外并发症：耳后骨膜下脓肿（耳后红肿，明显隆起）、迷路炎（发作性眩晕，恶心、呕吐等）、颈部贝佐尔德脓肿（同侧颈部疼痛，运动受限）等。

中耳胆脂瘤的检查

1. 纯音测听

中耳胆脂瘤患者纯音测听的结果一般是传导性听力下降，但当合并迷路炎时可出现混合性或感音神经性听力下降。

2. 耳内镜

清除脓性分泌物和痂皮后，可以看到鼓膜松弛部（鼓膜的组成部分，占鼓膜面积的 1/4）内陷袋入口和鼓膜紧张部（鼓膜的组成部分，占鼓膜面积的 3/4）后上方内陷，内陷袋内有白色脱落上皮（图 18-1）。外耳道内有息肉样肉芽时，深处往往有胆脂瘤存在。通过对鼓膜的耳内镜检查基本可以诊断中耳胆脂瘤。

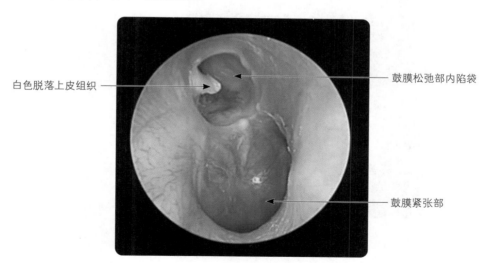

白色脱落上皮组织

鼓膜松弛部内陷袋

鼓膜紧张部

图 18-1　鼓膜松弛部内陷袋

上方是内陷袋，其内可见白色脱落上皮组织；下方是完整的鼓膜紧张部

3. 颞骨 CBCT 检查

颞骨 CBCT 检查可见鼓室、水平半规管、乳突区骨质破坏（图 18-2）。

颞骨 CBCT 检查可评价乳突气化程度，病变范围，听小骨破坏程度，面神经管状况，有无迷路瘘管、颈静脉球高位等，为手术提供参考。

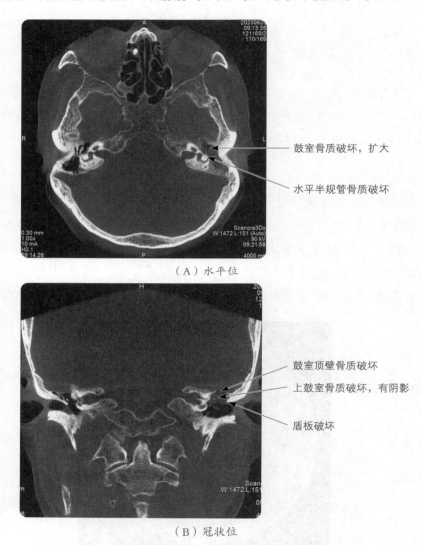

（A）水平位

鼓室骨质破坏，扩大

水平半规管骨质破坏

（B）冠状位

鼓室顶壁骨质破坏

上鼓室骨质破坏，有阴影

盾板破坏

图 18-2　中耳胆脂瘤的颞骨 CBCT 图像

中耳胆脂瘤的治疗——手术治疗

中耳胆脂瘤是手术的绝对适应证，应尽早进行手术治疗。如果合并颅内外并发症时需紧急手术。

1. 治疗原则

彻底清除胆脂瘤；获得干耳；努力保留或改善听力。

2. 注意事项

双耳均需手术时一般先做听力较差耳；如果需手术耳为听力较好耳，尤其是对侧耳完全听力下降（全聋）时，好耳术后可能存在听力下降的风险，以致双耳完全听力下降（全聋）。

19/ 噪声

随着人类社会的发展，火器兵器的大规模应用，工业制造业的崛起及现代娱乐媒体的发展，人类暴露于噪声的机会和强度都大大增加。

噪声不仅影响人们的情绪，同时也会对人体各个系统造成严重的危害，如心血管系统、神经系统、内分泌系统及消化系统等都可因噪声刺激而受到一定程度的损害，但噪声对于听觉系统的损害造成的永久性听力障碍是最为严重的危害。

由噪声引起的感音神经性听力下降称噪声性聋。噪声性聋是由于遗传与工业、军事和娱乐等环境因素相互作用所导致的一种获得性渐进性听力下降，是永久性感音神经性听力下降的主要原因之一，严重影响公众健康。

噪声性聋早期表现为听觉疲劳，离开噪声环境后可以逐渐恢复，久而久之则难以恢复。

噪声性聋的病因

1. 环境因素

长期暴露于噪声环境是噪声性聋形成的重要因素。但也有研究发现，暴露于相同水平噪声环境中，并非所有人都会发生噪声性聋，且发生听力下降的程度也有明显的个体差异。这提示我们，噪声性聋的易感性在人群中有很大的异质性。

2. 遗传因素

噪声性聋的易感性与遗传密切相关，具体表现为与钙黏蛋白 23（CDH 23）、原钙黏蛋白（PCDH 15）在耳蜗内表达的个体差异有关。

3. 毛细胞损伤

噪声性聋的损伤最初局限于毛细胞，随着损伤加重，逐渐波及突触、螺旋神经节等结构。

噪声性聋的分类

噪声性聋可分为急性声损伤和慢性噪声性聋两种类型。

1. 急性声损伤

急性声损伤可由强稳态噪声和强脉冲噪声暴露引起。强稳态噪声和强脉冲噪声可引起内耳的一系列损伤，包括感觉毛细胞纤毛的倒伏脱落、毛细胞胞体损伤，以及与神经纤维间突触的离断等。

（1）强稳态噪声：强稳态噪声是指噪声强度大、波动范围在 5 dB HL 以内的连续性噪声。典型的强稳态噪声多见于重金属摇滚音乐。

（2）强脉冲噪声：强脉冲噪声是指非连续的、由持续时间短和幅度大的不规则强脉冲组成的噪声。强脉冲噪声可导致鼓膜破裂、听小骨断裂移位、鼓室内出血等中耳损伤。强脉冲噪声一般见于各种爆炸、射击和剧烈撞击产生的高强度短时噪声。

2. 慢性噪声性聋

噪声对听觉系统的影响不仅与噪声强度有关，同时也与噪声暴露时间的长短有关。长时间或反复暴露于噪声环境导致的永久性听力下降称为慢性噪声性聋。

国际上一般把 24 小时内在 90 dB HL 的稳态噪声下暴露 8 小时为噪声暴露的安全时间。

噪声性聋的治疗

1. 急性声损伤的治疗

（1）方法：包括吸氧、高压氧舱治疗、使用扩血管药和糖皮质激素。治疗越早，听力恢复的可能性和程度越大。对治疗后仍遗留永久性听力下降者，建议佩戴助听器，以改善言语交流能力。

（2）目的：尽可能促进听力的恢复。

2. 慢性噪声性聋

慢性噪声性聋一般为永久性听力下降，通过治疗恢复听力的可能性甚小，目前尚缺少有效的治疗手段。听力下降严重、影响言语交流的患者，佩戴助听器是补偿听力损失、恢复言语交流功能的主要手段。对因噪声导致严重听力下降，甚至完全听力下降（全聋）者，可考虑进行人工耳蜗植入，以恢复患者言语交流能力。

噪声性聋的预防

由于噪声造成的听力下降多为永久性的，目前尚缺少有效的治疗手段，因此对噪声性聋的预防尤为重要。

1. 长期接触噪声人群

对于因工作而不得不长期暴露于噪声环境的人群，应具有听力健康意识，定期检测听力，及早防护，从而有效预防噪声性聋的发生和降低听力下降的程度。

2. 普通人群

树立听力保护意识，重视娱乐性噪声的危害，缩短佩戴耳机的时间、降低音量，减少噪声性听力下降的风险。

20／衰老

老年性聋由听觉系统衰老引起，发病机制比较复杂，不仅包括听觉系统衰老的生理和病理过程，还会受到生活中环境及社会因素的影响。

我们把排除其他病因后的，从老年开始出现的、双耳对称的、渐进性感音神经性听力下降，称为老年性聋。

老年性聋的表现

1. 听力下降

为双耳对称的感音神经性听力下降。往往在不知不觉中出现缓慢的听力下降，进行性加重。大多数以高频听力下降为主，言语分辨能力明显下降。特别是在跟多人同时谈话或背景声比较嘈杂时，更明显地感觉到听话困难。

2. 耳鸣

多数老年性聋都伴有一定程度的耳鸣。开始是间歇性，以后逐渐加重，可持续终生。耳鸣多为高调（音调高、高频）性，或各种杂乱的噪声。少数人可有搏动性耳鸣（耳鸣的声音与心脏搏动同步），这可能与合并高血压、动脉硬化有关。

3. 眩晕

老年性聋可伴有眩晕，可能与前庭系统的衰老或后循环缺血等老年性病变有关。

4. 言语识别率低

老年性聋常常表现为"只闻其声，不解其意"，即听得见，但听不清、听不懂。

老年性聋的干预

老年性聋属于不可逆的感音神经性听力下降，不推荐药物治疗。

老年性聋的干预方法是去医院接受专业的评估（这一点非常重要），根据听力下降的程度，验配助听器（详见"28. 重返有声世界的帮手——助听器"）或植入人工耳蜗（详见"29. 恢复听力的神奇装置——人工耳蜗"）。

1. 验配助听器

（1）验配流程：医生明确诊断 → 专业机构检查听力 → 试听 → 取耳模 → 佩戴 → 调机。

（2）老年性聋患者验配助听器的特点：老年性聋以高频听力下降为主，因此，需要补偿较多的高频听力，过多的低频会引起嘈杂、混浊等听觉不适感。在验配助听器的过程中，对助听器的试听和判断尤为重要。有的老年人文化程度不高，或者因为年纪较大，反应较慢，无法对声音做出正确的判断。因此，老年性聋患者在验配过程中应如实回答验配师的问题，如有不理解之处，及时提出，以便验配师结合听力情况进行调整，使助听器达到最佳效果。

⚠ 注意：

（1）拒绝成见：眼睛看不见戴眼镜大家都习以为常，那么耳朵听不见也应该戴助听器。佩戴助听器不会使听力继续下降。

（2）拒绝随意购买：配眼镜要验光，配助听器也要检查听力。所以，助听器需要到专业机构在专业人员的帮助下验配，绝不能随意购买，以免戴着不合适，仍然听不清。

2. 植入人工耳蜗

老年性聋患者听力下降到一定程度，佩戴助听器效果不好时，应考虑人工耳蜗植入。人工耳蜗植入是非常成熟的手术，对年龄没有限制，只要符合要求，均可接受手术。人工耳蜗的具体介绍详见"29. 恢复听力的神奇装置——人工耳蜗"。

一般来说，听力丧失时间越短，人工耳蜗植入的效果越好；听力丧失时间越长，听神经退变加重，将会影响人工耳蜗植入后听力恢复效果。老年性聋属于语后聋，人工耳蜗植入后只需要进行短时间的听觉训练而不需要言语训练。

老年性聋的预防——辟谣：年纪大了肯定就会听不到

老年性聋本质上是听觉系统衰老，是全身整个机体衰老的一部分。除此之外，还会受到噪声、药物和一些慢性病的影响。衰老是不可逆的，但是慢性病是可以预防的。所以，年纪大了不一定就会听不到。

预防老年性聋，要注意：

（1）老年人内耳微循环功能差，对噪声和耳毒性药物等有害因素的敏感性增高，因此应尽可能避免。

（2）积极治疗和预防某些老年性全身性疾病，如高血压、动脉硬化、糖尿病等。

（3）检查体内的锌含量，纠正慢性锌缺乏症，可推迟或延缓进行性加重的老年性聋的发展。

（4）积极预防和治疗耳科疾病，如慢性中耳炎、耳硬化症、梅尼埃病和听神经病等。

正确面对老年性聋——保持友好、愉快的双向沟通

老年性聋患者本人应坦然面对自身存在听力下降的事实，勤学习、勤用脑，积极参加社会活动，尽早干预，以延缓言语识别能力的减退；作为家人或交流的对象，注意交流的方式可以帮助老年性聋患者消除不便。

（1）控制谈话环境：尽量在安静的环境中谈话。

（2）缩短谈话距离：使用助听设备与他人谈话时距离尽量控制在

3米以内。如果在商场、超市等场所应尽量近距离交流，以便于唇读，区分其他非语言信息。

（3）有效沟通：① 明确谈话的主题会更容易了解谈话内容。② 当与别人交流困难时可积极提醒他人放慢语速。③ 多阅读时事新闻，尽量保持与社会的联系，有助于熟悉周围亲友的话题，帮助了解谈话的内容。

（4）放慢语速：尽量用简短、易理解的方式进行沟通。

听力下降与老年性痴呆的关联

听力下降与老年性痴呆之间有着密切的联系，已被越来越多的人了解。根据世界卫生组织（WHO）数据显示，轻度、中度、重度听力下降的老年人，其老年性痴呆的患病率分别是听力正常老年人的2倍、3倍和5倍。2020年著名的医学学术期刊《柳叶刀》发布《痴呆的预防、干预与护理：柳叶刀重大报告2020》，该报告在综合分析了多项研究后，列出了12种可以引发痴呆的风险因素：受教育程度低，听力下降、创伤性颅脑损伤、高血压、过量饮酒、肥胖、吸烟、抑郁、缺少社交（社交孤立）、缺乏体育锻炼、空气污染、糖尿病。从该报告给出的模型来看，听力下降是一个从中年起就可能导致痴呆的独立风险因素，如果能及时发现并加以阻断，整个生命周期罹患痴呆的整体风险会降低8%。

老年性痴呆，在医学中的规范名词是阿尔茨海默病，是一种中枢神经系统变性疾病，起病隐匿，呈慢性、进行性加重。主要表现为渐进性记忆障碍、认知功能障碍、人格改变及言语障碍等神经精神症状，严重影响社交、职业和生活功能。

老年性聋患者听得到声音但听不清、听不懂，渐渐地就不愿与人交流，社会活动也逐渐减少，甚至可能会变得抑郁、自闭。由于听力下降，大脑的听觉中枢就得不到有效的刺激，为了能够听得到，大脑便会将其他区域的功能分配给听觉中枢，这就导致其他区域的功能减退，从而增加了大脑的整体负荷。

大脑的这种代偿性适应，不仅会发生于重度或极重度听力下降患者，也会发生于轻度听力下降患者。由于大脑皮质相关中枢受到的刺激减少，可能会导致不同部位的脑组织发生萎缩。

此外，声音可以帮助我们进行语言交流，分辨空间定位；音乐的节奏和韵律会影响我们的心情。听觉一旦下降或丧失，无疑使得我们的认知能力大打折扣，最终将会加快认知障碍的进展。

因此，听力下降是诱发老年性痴呆的一个重要风险因素。

引起听力下降的典型疾病及其听力学特征

　　引起听力下降的典型疾病具有特征性的临床表现及听力学特征。我们将在本部分结合案例，介绍引起听力下降的典型疾病——大前庭导水管综合征、传导性听力下降、梅尼埃病、突发性聋、听神经瘤、耳硬化症的临床表现及听力学特征。

　　通过阅读本部分内容，你可以更好地认识和理解引起听力下降的典型疾病的听力学特征。

《 重点知识

• 引起听力下降的典型疾病的听力学特征

21 / 大前庭导水管综合征

大前庭导水管综合征（large vestibular aqueduct syndrome，LAVS）是由于先天性发育异常导致前庭导水管扩大（图 21 - 1），内淋巴液倒流入耳蜗和前庭，损伤毛细胞，出现的感音神经性听力下降并常伴有眩晕。大前庭导水管综合征属于常染色体隐性遗传性疾病（参见"35. 耳聋的遗传——预防听力疾病，从源头抓起"相关内容）。

大前庭导水管综合征患者听力下降逐渐加重，最终会发展为双耳重度、极重度感音神经性听力下降，需要植入人工耳蜗。

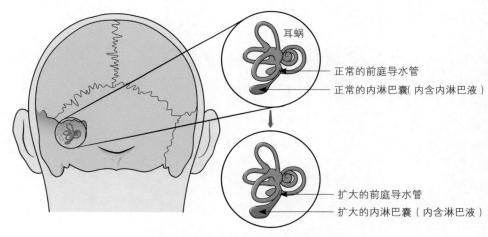

耳蜗

正常的前庭导水管

正常的内淋巴囊（内含内淋巴液）

扩大的前庭导水管

扩大的内淋巴囊（内含淋巴液）

图 21-1　正常和扩大的前庭导水管

大前庭导水管综合征的病因

大前庭导水管综合征属于先天性遗传性疾病，在所有的先天性内耳发育畸形中发生率最高。该病因内淋巴囊发育畸形或被遏制，由胚胎发育时内耳发育停滞或紊乱所致，一般是双耳发生。

大前庭导水管综合征引发感音神经性听力下降的确切原因还没有定论。公认的观点主要有以下三点。

（1）当遇到外力（如头部撞击、倒立、打喷嚏）时，增高的颅内压或可经扩大的前庭导水管传入耳蜗内，造成膜迷路损伤；若膜迷路破裂，会造成内外淋巴液混合，引起听力下降和眩晕。

（2）内淋巴囊内的高渗液体可能因压力增高通过扩大的前庭导水管反流入耳蜗内，造成耳蜗内细胞受损。

（3）多伴有内淋巴囊及内淋巴管壁的囊样改变，可导致内耳电解质紊乱。

大前庭导水管综合征的听力学特征

（1）患儿出生时听力正常或出现不同程度的听力下降。

（2）部分患儿出生时可通过新生儿听力筛查，而在婴幼儿期或儿童期开始出现波动性或渐进性听力下降，两耳对称或不对称。最后发展成重度、极重度感音神经性听力下降。

（3）从轻度发展到重度听力下降的时程长短不一。可因跌倒、撞击或上呼吸道感染（如感冒）而听力陡降。

（4）如患儿正处于言语发育的关键时期，常因轻重程度不一的听力下降而造成言语含糊，甚至不会讲话。部分可伴有耳鸣和眩晕等症状。

（5）前庭导水管开口处的口径越大，出现渐进性听力下降的概率就越大。

大前庭导水管综合征的诊断

大前庭导水管综合征的诊断主要依靠影像学评估（颞骨 CT 检查和 / 或 MRI 检查），颞骨 CT 检查可提示前庭导水管显著扩大（图 21－2）。

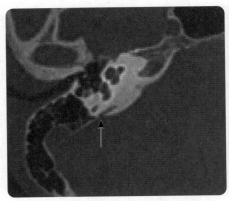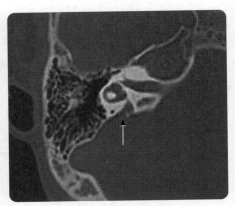

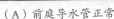

（A）前庭导水管正常　　　　　　　　　（B）前庭导水管扩大

图 21-2　正常和扩大的前庭导水管颞骨 CT 图像对比

箭头指向前庭导水管

案 例 分 析

【基本情况】　10 岁的小美，自幼双耳渐进性听力下降，诊断为双耳大前庭导水管综合征。

【检查结果】

（1）纯音测听：结果提示双耳大部分频率表现为感音神经性听力下降，左耳较右耳听力下降更为严重（图 21-3）。

（2）颞骨 CBCT：示双耳大前庭导水管扩大（图 21-4）。

【解析与思考】

（1）小美出现低频段的传导性听力下降是否与中耳病变有关？以右耳为例进行说明：声导抗鼓室图提示小美中耳正常，因此低频段气骨导间距考虑并非因中耳病变引起，而是由感音神经性听力下降所致。

（2）大前庭导水管综合征纯音听阈图气骨导间距与内耳"第三窗"理论：究竟是什么原因导致小美出现严重的感音神经性听力下降？为什么会在低频段出现明显的气骨导间距？这是由小美前庭导水管扩大后的内耳"第三窗"结构导致的。

在 250 Hz 和 500 Hz 出现气骨导间距患者的比例可分别高达 81.8 % 和 66.2 %。目前认为大前庭导水管综合征患者出现的气骨导间距为内耳源性，即与内耳"第三窗"有关。

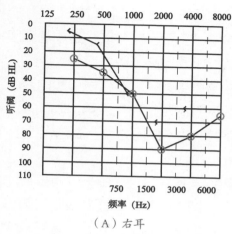

（A）右耳

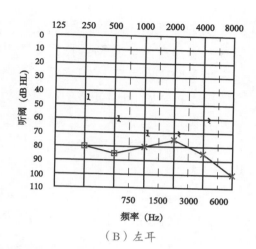

（B）左耳

图 21-3　小美双耳纯音听阈图

右耳低频段表现为传导性听力下降，250 Hz 和 500 Hz 气骨导间距均可达 20 dB HL。左耳低频听力较右耳差，因骨导耳机在低频段输入有限，因此，左耳低频段无法排除存在气骨导间距的可能

○代表右耳气导；　＜代表右耳骨导；　＜代表右耳骨导未引出；　✕代表左耳气导；

□代表左耳气导（掩蔽）；　〕代表左耳骨导（掩蔽）；　＞代表左耳骨导未引出

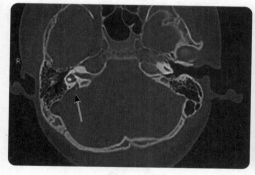

（A）右耳

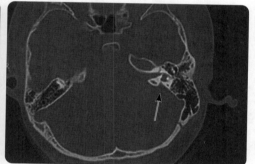

（B）左耳

图 21-4　小美颞骨 CBCT 图像

箭头指向扩大的前庭导水管

图 21-5 为内耳结构正常和内耳"第三窗"（前庭导水管扩大、上半规管裂、耳蜗裂）时的气导和骨导机制。

图 21-5A 为内耳结构正常时的声信号气导途径，声信号引起鼓膜的振动，并通过听小骨和卵圆窗向内耳传播。因外淋巴液不可压缩，因此振动能量引起圆窗膜向外运动。卵圆窗和圆窗之间的振动差异在基底膜上产生压力差，激活毛细胞，感知声音。

图 21-5B 为内耳"第三窗"时的声信号气导途径。因"第三窗"的存在，能量在从卵圆窗至圆窗传递过程中被"第三窗"分散，造成基底膜上压力差降低，声音感知减弱，即患者气导听阈提高（听力变差）。

图 21-5C 为内耳结构正常时的声信号骨导途径。声信号引起的鼓膜振动在整个内耳传播。因卵圆窗和圆窗膜两者的阻抗存在差异，所以振动导致圆窗膜出现差异性向外运动，基底膜上由此产生压力差，激活毛细胞，感知声音。

图 21-5D 为内耳"第三窗"时的声信号骨导途径。由于"第三窗"的能量分流，通向耳蜗前庭阶的卵圆窗运动减少。然而，通向鼓阶的圆窗膜运动没有变化。这种情况造成基底膜上压力差的增加，导致声音感知增加，即患者骨导听阈降低（听力变好）。

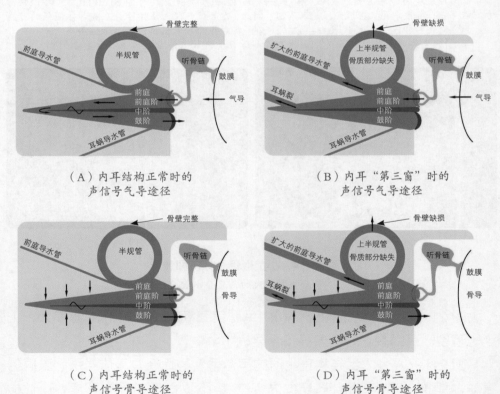

（A）内耳结构正常时的
声信号气导途径

（B）内耳"第三窗"时的
声信号气导途径

（C）内耳结构正常时的
声信号骨导途径

（D）内耳"第三窗"时的
声信号骨导途径

图 21-5 内耳结构正常和内耳"第三窗"时的气导、骨导机制

红色，卵圆窗；绿色，圆窗；蓝色，外淋巴液；灰色底纹：骨质覆盖区

为什么气骨导间距主要出现在低频声刺激时？相关理论仍有争议。部分学者认为这与低频声在液体中的传播特性相关；也有学者认为这与颅骨在低频声刺激下的振动模式相关。

22 / 传导性听力下降

传导性听力下降是较为常见的听力下降类型。纯音听阈图主要表现为气导听阈高于骨导听阈（骨导听阈正常），存在明显的气骨导间距（≥ 15 dB HL）。与之相关的疾病也非常多，如外耳道胆脂瘤、鼓膜穿孔、分泌性中耳炎、听骨链中断等。

外耳道胆脂瘤

外耳道的正常结构和生理功能是保证声波传入的第一步，如果外耳道出现堵塞，则声音无法很好通过外耳、鼓膜和中耳的联合作用传入内耳。外耳道胆脂瘤（听力学特征详见"17. 外耳道胆脂瘤"）就是外耳疾病中可造成严重传导性听力下降的疾病之一。

外耳道胆脂瘤发生率并不高，只占耳科疾病中的 0.1% ～ 0.5%，多发于成年人，单耳多见。虽然外耳道胆脂瘤早期只局限于外耳道，但是随着病程发展，可逐步侵蚀骨性外耳道壁，并可侵犯乳突和面神经，造成面瘫。随着病程的延长，患者可出现严重的传导性听力下降。

鼓膜穿孔

1. 病因

鼓膜在声波气导传播途径中起到关键作用。所以，因各种原因（外伤、慢性中耳炎）引起的鼓膜穿孔可导致传导性听力下降。主要是因为穿孔减少了声波作用于鼓膜的面积，进而减小了鼓膜与镫骨底板之间的面积差，导致通过镫骨底板到达卵圆窗的声能低于正常水平。

2. 听力学特征

鼓膜穿孔患者的传导性听力下降在低频段最为严重，多个频率平均气骨导间距与穿孔面积呈线性相关，即穿孔面积越大，听力下降程度越高。但是，听力下降程度与穿孔位置的相关性不强。图22-1总结了不同鼓膜穿孔面积患者在250～4 000 Hz各频率气骨导间距情况。图22-2为右耳鼓膜紧张部穿孔患者耳内镜和纯音听阈图图像。该患者在250～4 000 Hz范围内，除了2 000 Hz，其他频率均有明显的气骨导间距。

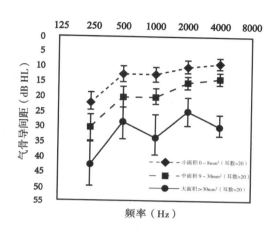

图22-1　鼓膜穿孔面积与气骨导间距的关系

各频率气骨导间距随鼓膜穿孔面积增大而增大
（在250 Hz最大）

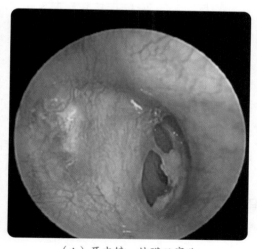

（A）耳内镜：鼓膜双穿孔

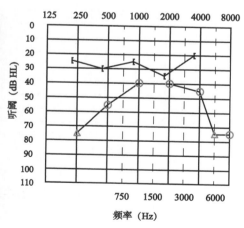

（B）纯音听阈图

图22-2　右耳鼓膜紧张部穿孔患者耳内镜和纯音听阈图

〇代表右耳气导；△代表右耳气导（掩蔽）；【代表右耳骨导（掩蔽）

分泌性中耳炎

分泌性中耳炎是儿童和成年人中较为常见的中耳疾患，可造成传导性听力下降。主要是因为鼓室积液造成中耳阻抗发生变化，进而影响了中耳在声能传递过程中的作用。相关知识可见"12. 分泌性中耳炎——最常见的儿童耳科疾病"。

图 22-3 为一名分泌性中耳炎患儿（男，8 岁）的纯音听阈图。该患儿因上呼吸道感染后双耳耳闷数日就诊。耳内镜结果提示双耳分泌性中耳炎，声导抗鼓室图为双耳 B 型。该患儿双耳各频率均存在传导性听力下降，右耳 250 ~ 4 000 Hz 平均气骨导间距为 28 dB HL，左耳 250 ~ 4 000 Hz 平均气骨导间距为 17 dB HL。由此看出，双耳虽同为分泌性中耳炎，且声导抗鼓室图结果相同，但是传导性听力下降情况却并非完全一致。因此，纯音测听结果可较好反映分泌性中耳炎患者听力下降情况，并可为临床治疗提供重要参考。

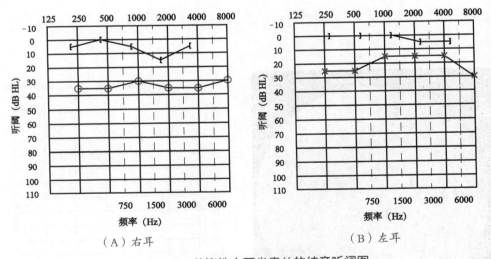

（A）右耳　　　　　　　　　　　（B）左耳

图 22-3　分泌性中耳炎患儿的纯音听阈图

○代表右耳气导；[代表右耳骨导（掩蔽）；×代表左耳气导；]代表左耳骨导（掩蔽）

听骨链中断

听骨链由锤骨、砧骨和镫骨连接组成。任何一个部分发生病变都可导致听骨链中断，而中断的听骨链将无法发挥高效传递声能的作用。此类患者的纯音测听结果往往提示严重的传导性听力下降。

1. 常见病因

（1）外伤：主要造成听骨关节脱位或听骨骨折，其中以砧镫关节脱位最为常见，听骨骨折则是砧骨最多见，锤骨和镫骨较少。

（2）慢性化脓性中耳炎最易受到破坏的是锤骨，然后依次是砧骨和镫骨。

（3）其他：中耳胆脂瘤中砧骨较易受到破坏，锤骨、镫骨的破坏往往伴随着砧骨的破坏。

2. 听力学特征

听骨链中断患者纯音听阈图多为平坦型，即所有频率均会出现较大的气骨导间距，大多大于 50 dB HL。

图 22-4 为一名左耳中耳胆脂瘤造成听骨链中断（鼓膜完整）患者的纯音听阈图。该患者各频率均存在较大气骨导间距，特别是 250 Hz、500 Hz 和 1 000 Hz。250 ～ 4 000 Hz 平均气骨导间距达 57 dB HL。

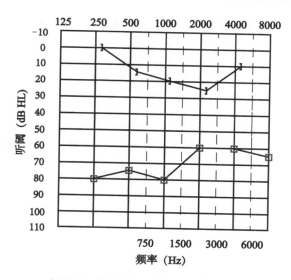

图 22-4　听骨链中断（鼓膜完整）患者左耳的纯音听阈图

□代表左耳气导（掩蔽）；　]代表左耳骨导（掩蔽）

23 / 梅尼埃病

梅尼埃病是一种原因不明的耳源性眩晕疾病。病理基础是内耳膜迷路内淋巴积水。典型的梅尼埃病患者有四大表现，即反复发作的视物旋转性眩晕、波动性听力下降、耳鸣、耳胀满感。

梅尼埃病的特点

梅尼埃病患者早期表现为单耳低频听力下降，随着病程发展，可逐步发展成全频段的听力下降，可累及双耳。

（1）14% 患者双耳发病。这些患者中的 50% 是双耳同时发病，或者双耳前后发病，之间不超过 1 年；剩下的 50% 两耳发病间隔时间最长可达 20 年。

（2）77% 的患者 51 岁之前发病。

（3）发病最常见的形式是听力下降和眩晕同时发生。眩晕单独作为首发症状的占 37%。听力下降单独发生的占 22%，其中 2/3 的患者在听力下降出现的 1 年后或更长时间出现首次眩晕。

梅尼埃病的听力学特征

梅尼埃病患者纯音听阈图听力曲线具有以下特点。

（1）以平坦型听力曲线最常见（60%）（图 23-1），其次为上升型听力曲线（17%）（图 23-2）和下降型听力曲线（12%）（图 23-3）。患

者平均听力下降为 52 dB HL。上升型和勺状听力曲线（图 23 - 4）形态
的患者平均病程最短。

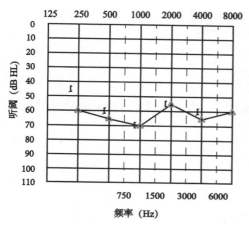

图 23-1　平坦型听力曲线（右耳）

△代表右耳气导（掩蔽）；【代表右耳骨
导（掩蔽）；【代表右耳骨导未引出（掩蔽）

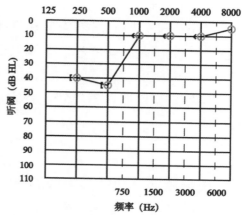

图 23-2　上升型听力曲线（右耳）

○代表右耳气导；＜代表右耳骨导；
【代表右耳骨导（掩蔽）

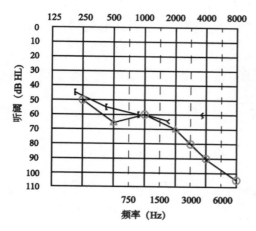

图 23-3　下降型听力曲线（右耳）

○代表右耳气导；△代表右耳气导（掩蔽）；
＜代表右耳骨导；【代表右耳骨导（掩蔽）；
＜代表右耳骨导未引出

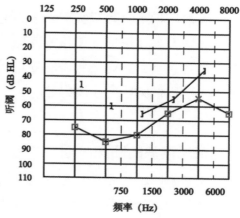

图 23-4　勺状听力曲线（左耳）

✕代表左耳气导；□代表左耳气导（掩蔽）；
】代表左耳骨导（掩蔽）；】代表右耳骨
导未引出（掩蔽）

（2）听力下降在第一年发展较快，之后较慢。

（3）听力时好时坏出现在所有听力曲线类型中，但是在上升型

和勺状听力曲线中较为常见。50% 患者的听力波动与病程长短无关。听力波动最多见于 250 ~ 1 000 Hz。就所有频率而言，听力波动平均为 20 ~ 30 dB HL。

（4）部分梅尼埃病患者在低频段（250 Hz、500 Hz 和 1 000 Hz）存在气骨导间距。可能与以下两点相关：① 内淋巴积水造成内淋巴压力增加，进而降低镫骨的活动度，最终导致气导听阈提高；② 前庭内淋巴积水导致球囊膨胀，直接对镫骨底板产生作用力，进而导致镫骨活动度降低。

梅尼埃病造成听力下降的原因

在梅尼埃病的病理病因分析相关研究中，内淋巴积水研究最多，也最为深刻。

耳蜗膜迷路中的流体动力学对于耳蜗的正常功能至关重要。如果流体系统不能充分发挥作用，就会导致内耳疾病，梅尼埃病就是其中之一。

内淋巴积水会导致蜗管内压力增加，主要对基底膜的机械动力产生影响，即导致基底膜振动偏移幅度减小。耳蜗顶端的基底膜最易受压力的影响，导致患者耳蜗对低频声的处理出现问题，也就可以解释为什么梅尼埃患者早期以低频听力下降为主。

梅尼埃病的临床分期

纯音测听检查是梅尼埃病诊断中必不可少的检查项目。这是因为纯音听阈图可直观反映患者听力是否波动，通过纯音听阈图可以明确患者的临床分期。

听力下降的程度是梅尼埃病临床分期的依据，即根据患者最近 6 个月内的眩晕间歇期中，听力最差时 0.5 kHz、1.0 kHz 和 2.0 kHz 三个频率的平均听阈（PTA）进行分期（表 23 - 1）。

表 23-1　梅尼埃病的临床分期

分期	平均听阈［PTA（dB HL）］
一期	≤ 25
二期	26 ~ 40
三期	41 ~ 70
四期	> 70

案 例 分 析

【基本情况】　67 岁的朱婆婆，因右耳耳鸣、耳闷和渐进性听力下降多年，阵发性眩晕发作数次，且发作时右耳耳鸣和耳闷加重就诊，诊断为右耳梅尼埃病。

【检查结果】

（1）纯音测听：结果见图 23-5。朱婆婆的纯音听阈图提示右耳250 ~ 8000 Hz 全频段中重度感音神经性听力下降，基本呈现勺状听力曲线。左耳 250 ~ 4000 Hz 听阈正常，4000 Hz 以后的高频段出现轻中度听力下降。

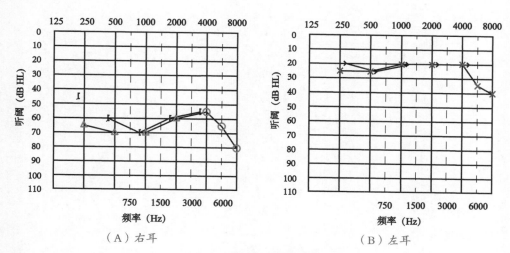

（A）右耳　　　　　　　　　（B）左耳

图 23-5　朱婆婆的纯音听阈图

〇代表右耳气导；△代表右耳气导(掩蔽)；〔代表右耳骨导(掩蔽)；〔代表右耳骨导未引出(掩蔽)；╳代表左耳气导；〉代表左耳骨导；

（2） 耳蜗电图和前庭功能评估：均提示右耳异常。

（3） 内耳磁共振钆造影：提示右耳前庭和耳蜗内淋巴积水。

【解析与思考】

（1） 朱婆婆的临床症状典型，听力检查和前庭功能评估结果符合梅尼埃病的特点，可以确诊。

（2） 目前越来越强调对梅尼埃病患者的听力和前庭功能均应进行精细化评估，对听力下降程度进行分期，对前庭功能进行分级，以便分期、分级治疗，以尽可能保留内耳功能。

（3） 内耳磁共振钆造影是近十余年发展出的技术，应用越来越广泛，其优势在于使内耳内淋巴积水可视化，已成为梅尼埃病诊断中越来越重要的辅助检查方法。

（4） 治疗方面，要根据朱婆婆的眩晕发作频率和程度、对生活的影响、是否能接受治疗等决定治疗方案，如口服药物、鼓室内注射药物、手术等。

24 / 突发性聋

突发性聋是耳鼻咽喉头颈外科常见病，是指不明原因的在 72 小时内突然发生的感音神经性听力下降，至少在相邻的两个频率听阈提高 ≥ 20 dB HL。部分患者会伴有耳闷、耳鸣和眩晕等症状。

突发性聋的类型与治疗

1. 类型

2015 年《中华耳鼻咽喉头颈外科杂志》编辑委员会、中华医学会耳鼻咽喉头颈外科分会发布了《突发性聋诊断和治疗指南（2015）》，根据听阈提高的频率和程度，突发性聋分成四种类型：低频下降型、高频下降型、平坦下降型和全聋型（表 24－1）。

表 24－1 突发性聋的分类及听力学特点

分类	听力学特点
低频下降型突发性聋	1 000 Hz（含）以下频率听阈提高，至少在 250 Hz、500 Hz 处听阈提高 ≥ 20 dB HL
高频下降型突发性聋	2 000 Hz（含）以上频率听阈提高，至少在 4 000 Hz、8 000 Hz 处听阈提高 ≥ 20 dB HL
平坦下降型突发性聋	所有频率听阈提高，在 250～8 000 Hz（250 Hz、500 Hz、1 000 Hz、2 000 Hz、3 000 Hz、4 000 Hz、8 000 Hz）平均听阈 ≤ 80 dB HL

（续表）

分类	听力学特点
全聋型突发性聋	所有频率听阈提高，在 250 ~ 8 000 Hz（250 Hz、500 Hz、1 000 Hz、2 000 Hz、3 000 Hz、4 000 Hz、8 000 Hz）平均听阈 ≥ 81 dB HL

2. 治疗

突发性聋的治疗主要以综合治疗为主，包括激素全身给药（口服或静脉注射）、激素局部给药（鼓室内注射）、改善微循环和高压氧治疗。

影响突发性聋疗效的因素

（1）发病到治疗的时间：越短越好。超过 1 个月，疗效就会大打折扣。

（2）突发性聋的类型：低频下降型突发性聋的疗效最好，平坦下降型、高频下降型突发性聋次之，全聋型突发性聋疗效最差。

（3）伴发症状：伴有眩晕或前庭功能下降者，疗效差。

（4）年龄：发病年龄大于 60 岁者，疗效差。

（5）基础疾病：伴有糖尿病、高血压者，疗效差。

（6）已有感音神经性听力下降，又发生突发性聋者，疗效差。

案例分析

1. 低频下降型突发性聋

【基本情况】 23 岁的灵灵因左耳突发听力下降 1 天就诊，诊断为低频下降型突发性聋。激素全身给药、改善微循环治疗 10 天，疗效显著。

【检查结果】

（1）首诊当日：纯音听阈图表现为左耳低频感音神经性听力下降（图 24 - 1A），符合低频下降型突发性聋听力学特点。

（2）治疗中：治疗过程中左耳的纯音听阈图见图 24 - 1B、图 24 - 1C。

（3）2 个月后复查：纯音听阈图显示左耳各频率听力已经完全恢复正常水平（图 24 - 1D）。

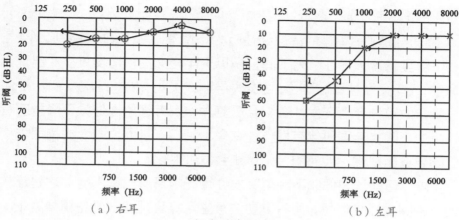

（a）右耳　　　　　　　　　　　　　　（b）左耳

（A）首诊当日

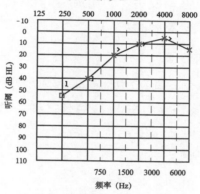

（B）治疗2天后（左耳）

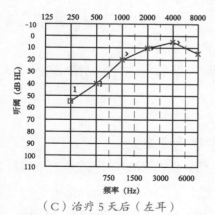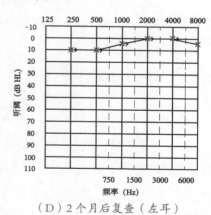

（C）治疗5天后（左耳）　　　　　　（D）2个月后复查（左耳）

图 24-1　灵灵的纯音听阈图（低频下降型突发性聋）

○代表右耳气导；＜代表右耳骨导；✕代表左耳气导；□代表左耳气导（掩蔽）；
］代表左耳骨导（掩蔽）；＞代表左耳骨导

【解析与思考】

（1）低频下降型感音神经性听力下降有以下三种可能性：① 急性低频下降型感音神经性听力下降，多见于年轻女性，可反复多次出现，有自愈性；② 突发性聋；③ 梅尼埃病早期。灵灵 23 岁首次发病，不伴眩晕症状，故首先考虑突发性聋。若反复发作则考虑急性低频下降型感音神经性听力下降；若同时伴有发作性眩晕、耳鸣、耳闷，则考虑梅尼埃病。因此需要继续观察，疾病的转归可能会发生变化。

（2）目前认为低频下降型突发性聋与内耳淋巴积水有关，是疗效最好的一种突发性聋类型。患者需要注意生活作息规律，避免精神紧张、压力大，可能会预防突发性聋发生，也可避免向急性低频下降型感音神经性听力下降，甚至梅尼埃病发展。

2.高频下降型突发性聋

【基本情况】 40 岁的周女士因左耳突发听力下降伴耳闷 2 周就诊，诊断为高频下降型突发性聋。经激素全身给药、激素局部给药（鼓室内注射）、改善微循环和高压氧治疗，周女士左耳高频听力恢复正常，2000 Hz 的听阈接近正常。

【检查结果】

（1）首诊当日：纯音听阈图表现为左耳高频为主的听力下降，其中 6000 Hz 和 8000 Hz 听阈提高最为明显（图 24 - 2A），符合高频下降型突发性聋听力学特点。

（2）治疗 7 天后及 3 个月后复查：纯音听阈图见图 24 - 2B、图 24 - 2C。

【解析与思考】

（1）高频下降型突发性聋可能由耳蜗毛细胞受损引起，疗效仅次于低频下降型突发性聋。高频下降型突发性聋治疗越及时，疗效越好。根据文献报道和临床经验，发病 1 ~ 2 周内治疗，疗效最好，因此发病 1 ~ 2 周是治疗的"时间窗口"。周女士开始治疗的时间正处于时间窗口边缘，因此治疗后听力部分恢复。

（2）高频下降型突发性聋的治疗疗程一般为 1 周 ~ 10 天。治疗后的听力会逐步趋于稳定，一般在 2 ～ 3 月后复查纯音测听，观察最终的听力状况。

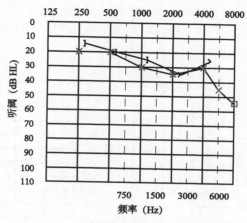

（A）首诊当日

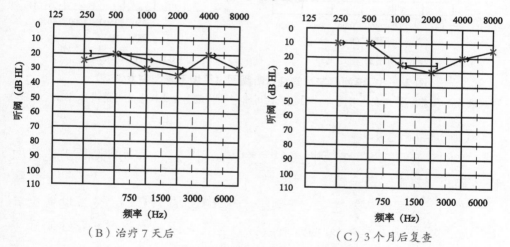

（B）治疗 7 天后　　　　　　（C）3 个月后复查

图 24-2　周女士左耳的纯音听阈图（高频下降型突发性聋）

✕代表左耳气导；□代表左耳气导（掩蔽）；﹥代表左耳骨导；⊐代表左耳骨导（掩蔽）

3. 平坦下降型突发性聋

【基本情况】　74 岁的李阿婆因 9 天前无明显诱因出现左耳听力下降、耳鸣和眩晕就诊，诊断为平坦下降型突发性聋。经激素全身给药、激素局部给药（鼓室内注射）、改善微循环和高压氧治疗后听力改善，治疗 10 天后复查听力，左耳平均听阈下降 15 dB HL。

【检查结果】

（1）首诊当日：纯音听阈图表现为左耳全频段感音神经性听力下降（图 24 - 3A），符合平坦下降型突发性聋听力学特点。

（2）10 天后复查：纯音听阈图显示左耳平均听阈从 67.5 dB HL 下降至 52.5 dB HL，具体见图 24 - 3B。

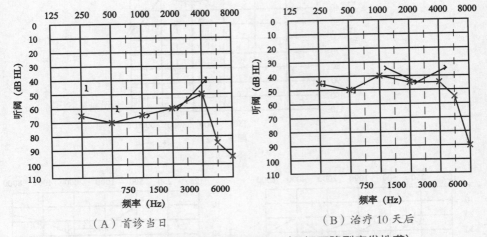

（A）首诊当日　　　　　　　　　　（B）治疗 10 天后

图 24-3　李阿婆左耳的纯音听阈图（平坦下降型突发性聋）

✕代表左耳气导；＞代表左耳骨导；⌐代表左耳骨导（掩蔽）；⌐代表左耳骨导未引出（掩蔽）

【解析与思考】

（1）平坦下降型突发性聋的发病机制可能是血管功能障碍或内耳血管痉挛，疗效仅好于全聋型突发性聋。

（2）根据《突发性聋诊断和治疗指南（2015）》，突发性聋患者治疗后平均听阈下降＞ 30 dB HL 或恢复至正常水平为治愈；平均听阈下降在 15 ～ 30 dB HL 为疗效显著；平均听阈下降＜ 15 dB HL 为无效。李阿婆治疗后听力水平虽然有所恢复，但属于部分恢复。

（3）李阿婆的预后不佳除与平坦下降型突发性聋本身的发病机制有关外，还与其年龄大、伴眩晕、合并其他慢性病如高血压、糖尿病等有关。

4. 全聋型突发性聋

【基本情况】　59 岁的高阿姨因右耳突发听力下降，伴发耳鸣、眩晕 4 天就诊，诊断为全聋型突发性聋。经激素全身给药、激素局部给药（鼓室内注射）、改善微循环和高压氧治疗，13 天后复查结果显示，高阿姨的平均听阈从 93.3 dB HL 降至 90.8 dB HL，治疗无效。治疗后 2 个月、3 个月复查听力基本稳定。

【检查结果】

（1）首诊当日：纯音听阈图显示右耳全频段感音神经性听力下降（图 24 – 4A），符合全聋型突发性聋听力学特点。

（2）治疗 13 天后及 2 个月、3 个月后复查：纯音听阈图见图 24 – 4B ~ 图 24 – 4D。

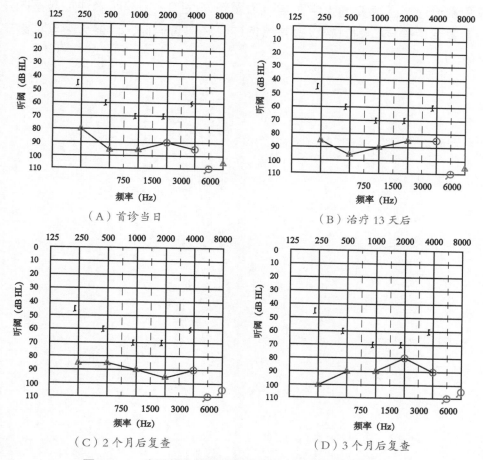

（A）首诊当日　　　　　　　　　　（B）治疗 13 天后

（C）2 个月后复查　　　　　　　　（D）3 个月后复查

图 24-4　高阿姨右耳的纯音听阈图（全聋型突发性聋）

〇代表右耳气导；△代表右耳气导（掩蔽）；〇代表右耳气导未引出；

〔代表右耳骨导（掩蔽）；＜代表右耳骨导未引出；〔代表右耳骨导未引出（掩蔽）

【解析与思考】

（1）全聋型突发性聋可能由内耳微循环障碍或血栓形成引发，是疗效最差的突发性聋类型。

（2）高阿姨除听力下降外，还伴有眩晕，也是疗效差的原因之一。

（3）根据上海交通大学医学院附属新华医院对全聋型突发性聋患者进行内耳精细化评估的结果发现，伴眩晕的患者前庭功能下降，预后较差。

（4）《突发性聋诊断和治疗指南（2015）》对各种类型的患者均推荐激素治疗。上海交通大学医学院附属新华医院采用静脉滴注加鼓室内注射激素强化治疗，同时辅以改善微循环、高压氧治疗，以最大限度提高患者听力。

25 / 听神经瘤

听神经瘤，也称前庭神经鞘膜瘤。肿瘤来源于前庭神经，最初生长于内听道内，会压迫听（蜗）神经，或使神经、内耳的血供受到损害，所以听神经瘤最常见、最典型的症状是单耳渐进性的听力下降，常常伴有耳鸣，有时伴有眩晕、平衡障碍。如不治疗，肿瘤会逐渐长大，突入桥小脑角（图 25 - 1）。

听神经瘤患者的听力下降大多是缓慢的，但有时会突然下降，类似突发性聋。需要引起我们注意的是，单耳听力下降、耳鸣的患者并不少见，很多人因找不到明确的病因而常被诊断为"神经性聋"，其中就有听神经瘤患者；同时，虽然仅有 1% ~ 2% 的突发性聋患者最后被证实有听神经瘤，但也需要我们予以充分重视。

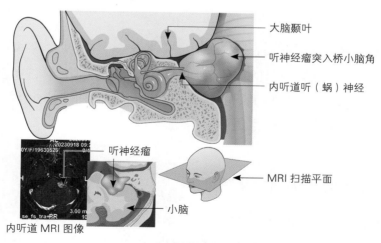

大脑颞叶

听神经瘤突入桥小脑角

内听道听（蜗）神经

听神经瘤

MRI 扫描平面

小脑

内听道 MRI 图像

图 25-1 听神经瘤生长部位示意图

听神经瘤的临床表现

1. 听力下降

（1）听力下降的原因：① 听神经瘤患者听力下降以高频常见，主要原因在于肿瘤在内听道内生长，听（蜗）神经最易受累，因为听（蜗）神经的最外层的神经纤维主要来自耳蜗底区（高频）（参见图 1 - 11）。② 除了神经受压迫导致听力下降以外，肿瘤的生长可造成血管受压，内耳供血出现障碍，导致耳蜗组织发生退行性变。

（2）听力下降的形式：① 渐进性听力下降，占 87%；② 突发性聋，占 10%；③ 波动性听力下降，占 3%。

（3）听力下降的特点：① 约 2/3 患者呈高频听力下降；② 约 95% 患者表现为单耳感音神经性听力下降；③ 多数患者渐进性听力下降可达数年，直至完全听力下降（全聋）；④ 言语识别率的下降与听力下降不成比例；⑤ 有小部分患者（< 3%）在确诊时并未出现听力下降或非对称性听力下降，这可能与患者肿瘤的位置和大小相关。

2. 耳鸣

耳鸣的特点：① 约 70% 的听神经瘤患者有耳鸣，为高频音；② 可为间断性，也可为持续性；③ 耳鸣十分顽固，至听力完全下降（全聋）仍可继续存在；④ 耳鸣可为唯一症状。

3. 言语识别率明显下降

听神经瘤患者患耳的言语识别率较低，言语测听结果往往与其纯音测听结果相矛盾，即实际测得的言语识别率和言语识别阈很大程度差于根据其纯音测听结果预估的言语测听的结果。

听神经瘤患者听力学特征

1. 先高频、后全频听力下降

听神经瘤患者往往最开始出现高频听力下降（图 25 - 2A）。肿瘤继续进展, 就会出现全频听力下降 (图 25 - 2B)。

2. "谷型" 听力曲线

除了常见的高频听力下降之外, 部分听神经瘤患者, 特别是微小型听神经瘤 (最大直径 ≤ 10 mm) 患者较多出现以中频段 (1 000 ~ 2 000 Hz) 听力下降为主的 "谷型" 听力曲线。

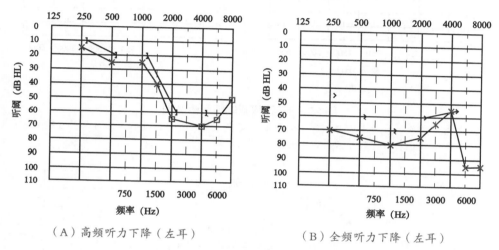

（A）高频听力下降（左耳）   （B）全频听力下降（左耳）

图 25-2 听神经瘤患者纯音听阈图

✕代表左耳气导；□代表左耳气导（掩蔽）；＞代表左耳骨导；]代表左耳骨导（掩蔽）；
＞代表左耳骨导未引出；]代表左耳骨导未引出（掩蔽）

⚠ 注意:

听神经瘤是一种良性肿瘤。只有早期发现才能有良好的预后, 因为听神经瘤的主要治疗方法是手术, 早期发现可以摘除肿瘤而保留面神经、听神经的功能, 即保留听力, 不至于面瘫。

案 例 分 析

【基本情况】 59 岁的谭叔叔因右耳听力下降伴耳鸣约 3 年, 反复眩晕约 1 年就诊。诊断为右耳听神经瘤。

【检查结果】

（1）听力检查: 纯音测听结果见图 25 - 3, 言语测听结果见图 25 - 4。

（2）MRI 检查: 示右耳听神经瘤。

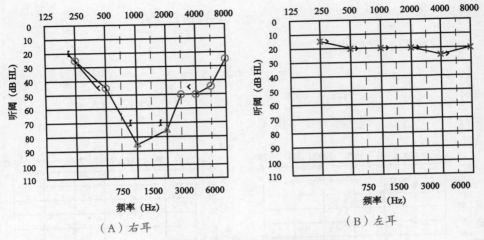

图 25-3 谭叔叔的纯音听阈图

○代表右耳气导；△代表右耳气导（掩蔽）；＜代表右耳骨导；〔代表右耳骨导（掩蔽）；
〔代表右耳骨导未引出（掩蔽）；✕代表左耳气导；〉代表左耳骨导

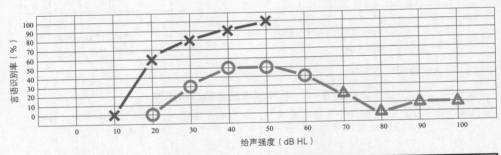

	平均听阈 (dB HL)	最大言语识别率 (%)	言语识别阈 (dB HL)
左耳	21.3	100	18
右耳	63.8	50	40

图 25-4 谭叔叔的言语测听报告

○代表右耳气导；△代表右耳气导（掩蔽）；✕代表左耳气导
平均听阈根据纯音听阈图计算得出；言语识别阈指言语识别率为 50% 时所对应的声强级（阈值）

【解析与思考】

谭叔叔左耳各频率纯音测听与言语测听结果均正常，但被诊断为右耳听神经瘤的原因是什么？

（1）纯音听阈图分析：右耳在 250 Hz 和 8 000 Hz 的听阈正常，但是在其他频率却出现了程度不一的感音神经性听力下降，其中 1 000 Hz 和

2 000 Hz 听阈提高最为严重，分别达到了 85 dB HL 和 75 dB HL（图 25－4）。平均听阈为 63.8 dB HL。

（2） 言语测听报告分析：右耳言语测听结果显示，当给声强度达到 40 dB HL 和 50 dB HL 时，言语识别率为 50%，但是伴随给声强度的增加谭叔叔的言语识别率却出现下降，80 dB HL 及以上时其言语识别率只有 0 ~ 10%（图 25－4）。这就是所谓的言语测听与纯音测听结果不符。

（3） 谭叔叔单耳听力下降伴耳鸣，结合其听力检查结果，在还没有进行 MRI 检查时就应高度警惕听神经瘤。

（4） 听神经瘤患者也会先表现出眩晕，需要与其他眩晕疾病鉴别。出现眩晕时，一般肿瘤不会太大。若肿瘤增大压迫小脑，则会出现平衡障碍、走路不稳、共济失调等。

26 / 耳硬化症

耳硬化症是骨迷路包囊内出现海绵状变性，并替代正常骨质为病理特征的病变。

耳硬化症在欧美的发病率较高，亚洲国家包括中国的发病率较低，易漏诊。

耳硬化症女性发病率高于男性，多发于中青年女性，部分患者存在家族史。

耳硬化症的临床表现

1. 听力下降

耳硬化症最主要的临床表现为双耳渐进性听力下降，对称或不对称，数年或数十年后会发展成严重的听力下降。

2. 威利斯误听

在一般环境中辨音困难，而在嘈杂处辨音能力反而有所提高，这种现象叫做威利斯误听（Willis paracusia）。威利斯误听可能与双耳传导性听力下降状态下，语音之外的一些声音被屏蔽、辨音效果反而更好有关。

3. 其他

除听力下降、威利斯误听以外，耳硬化症患者可同时伴有耳鸣和眩晕等临床症状。

耳硬化症的听力学特征

1. 多频率出现明显的传导性听力下降

耳硬化症患者听力下降早期发生在低频，随着病程延长，会导致所有频率出现传导性听力下降，且听力下降逐步加重。耳硬化症患者之所以会发生听力下降，主要是因为耳硬化病灶导致镫骨底板活动差或者固定于卵圆窗上。

2. 纯音听阈图中出现卡哈切迹

图 26-1 是一名耳硬化症患者右耳纯音听阈图，显示 500 Hz、1 000 Hz、2 000 Hz、4 000 Hz 骨导听阈分别为 5 dB HL、10 dB HL、15 dB HL 和 5 dB HL。与其他频率相比，2 000 Hz 处骨导听阈最高，这里就是卡哈切迹。

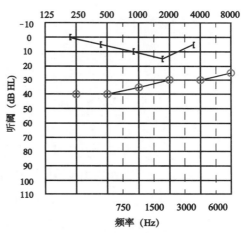

图 26-1 耳硬化症患者右耳纯音听阈图
○代表右耳气导；【代表右耳骨导（掩蔽）

💡 卡哈切迹（Carhart notch）：
卡哈切迹提出至今已 60 余年。但是有研究发现，仅约 31% 的耳硬化症患者会出现卡哈切迹。在其他传导性听力下降患者如约 1/3 的先天性外耳道闭锁患者的纯音听阈图中也发现会出现卡哈切迹。

耳硬化症的治疗

为有效改善耳硬化症患者的听力情况，通常采取手术或使用助听设备治疗耳硬化症。

1. 手术

常见的手术方式有人工镫骨植入术、镫骨撼动术等。有研究显示选择人工镫骨植入的患者术后平均听阈可降低约 30 dB HL。

2. 助听设备

耳硬化症患者可选择传统的气导和骨导助听器，或可选择植入式助听设备，如骨锚式助听器和骨桥。此类新型植入式助听设备可以直接将外界声学信息直接传递至内耳，不需要中耳参与，因此比较适合中耳结构硬化的患者。

如果耳硬化症患者的耳蜗结构也出现了病灶，会引起严重的感音神经性听力下降，则可选择人工耳蜗植入。

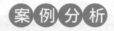 案 例 分 析

【基本情况】 36 岁的黄女士，因渐进性听力下降 2 年并伴有持续性耳鸣，在嘈杂环境中反而感觉听力较好就诊，不伴发眩晕，无中耳炎病史、无家族史，诊断为耳硬化症。

【检查结果】

（1）听力检查：① 声导抗鼓室图见图 26 - 2，右耳为 As 型，左耳为 A 型。② 纯音测听结果见图 26 - 3，纯音听阈图表现为双耳中度传导性听力下降，以 250 ~ 2 000 Hz 最为严重，有明显气骨导间距。双耳听力基本对称，左耳略差。250 ~ 2 000 Hz 左耳气骨导间距 15 ~ 50 dB HL，右耳 25 ~ 55 dB HL。双耳 2 000 Hz 处的骨导听阈要差于其他频率，呈 V 形下降，出现卡哈切迹。③ 镫骨肌反射未引出。

（2）颞骨 CT：未见明显异常。

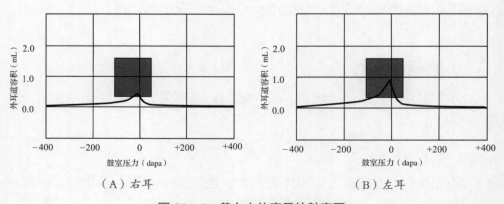

图 26-2　黄女士的声导抗鼓室图

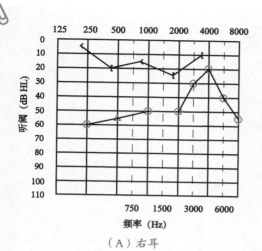

（A）右耳

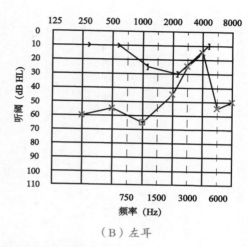

（B）左耳

图 26-3　黄女士的纯音听阈图

○代表右耳气导；△代表右耳气导（掩蔽）；＜代表右耳骨导；〔代表右耳骨导（掩蔽）；
╳代表左耳气导；□代表左耳气导（掩蔽）；＞代表左耳骨导；〕代表左耳骨导（掩蔽）

【治疗】　根据术前评估情况，医生为黄女士选择了人工镫骨植入术，以帮助黄女士恢复听力。左耳手术情况：术中探查听骨链，见镫骨不活动，镫骨底板固定；在固定不动的镫骨底板开 0.5 mm 小窗，取 4.5 mm 长度的人工镫骨置于开窗处，调整人工镫骨位置，固定于砧骨长脚。经过术中探查，结合检查结果，黄女士最终被确诊为耳硬化症。

【解析与思考】

（1）无中耳炎病史的年轻女性，如出现双耳传导性听力下降，要考虑耳硬化症的可能性。

（2）耳硬化症虽然有特征性的病理特征，但颞骨 CT 却较少发现耳硬化病灶。

（3）术中探查发现镫骨固定，往往才能确诊耳硬化症。

听力下降的干预

我们将在本部分介绍大脑可塑性的"黄金期"、助听器和人工耳蜗的相关知识、单侧聋的临床表现和干预，以及家长必须要熟知的听觉口语法等内容。

通过阅读本部分内容，你可以更好地了解听力下降的干预手段及听觉口语法。

重点知识

- 听力下降的干预手段
- 听觉口语法——一种家长必须要熟知的听觉言语训练方法

27/

早发现、早诊断、早干预
——抓住大脑可塑性的"黄金期"

回顾：听觉的产生

我们首先来回顾一下人是如何听到声音的：耳郭收集声音，通过外耳道把声音传到鼓膜，引起鼓膜振动，振动再通过听小骨的传递和放大传入内耳，引起基底膜振动、耳蜗毛细胞兴奋、细胞生物电反应、化学递质释放及神经冲动产生，听神经将神经冲动传至听觉中枢，经过多层次的信息处理，最后在大脑皮质产生听觉（图27－1）。

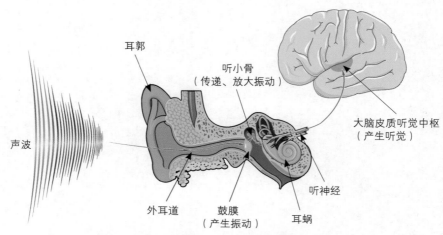

图 27-1 听觉的产生：听觉传导通路

听觉传导通路的任何一个部位出现问题，都会引起听力下降，导致大脑接收的声音信号不完整或接收不到听觉刺激。

大脑可塑性与听力下降的干预

为什么听力下降提倡早发现、早诊断、早干预？为什么听力下降干预的年龄越小，效果越好？为什么听觉口语法强调丰富的言语刺激？为什么植入人工耳蜗后能听到声音，但不能马上听懂声音？其实，这些都与大脑"可塑性"有关。

1. 大脑可塑性与大脑可塑性的黄金期

大脑的可塑性是指中枢神经系统在适应各种感觉体验时所发生的生理改变，也就是大脑随环境改变的能力。

人的大脑像一张复杂而巨大的，由神经元（即神经元细胞）相连的网格。神经元通过"突触"相连。出生时大脑的每个神经元约有 2 500 个突触。在出生后早期，神经元以每秒 700 ～ 1 000 个的惊人速度建立新连接（突触），这些早期的神经元和突触形成了巨大而复杂的神经网络，成为大脑可塑性的基础。

在外界各种感觉刺激下，2 ～ 3 岁时，神经元的突触数量约是正常成年人突触数量的两倍，大脑可塑性最强，故被称为大脑可塑性的"黄金期"。随后，突触总数会减少，7 岁时突触总数将降至婴幼儿期的50% 左右。

大脑感觉系统的功能与神经元和突触数量密切相关，在出生后会经历关键前期、具有高度可塑性的关键期，以及可塑性较为局限的关键后期，即成年期。

2. "突触修剪"在中枢听觉可塑性过程中的重要性

突触减少的过程称为"突触修剪"（或称"剪枝"）。在具有高度可塑性的关键期，大脑感觉系统的结构和功能极易受环境、经验的影响，而长时间不接收刺激的神经通路（包括神经元和突触）会退化。就像园丁修剪掉树木的一部分反而可使树木茁壮成长，大脑会把经常使用的突触保留下来，"修剪"无效的、未使用的或薄弱的突触。

听觉中枢位于大脑内，也具有网格结构。若大脑接收的听觉刺激越丰富，听觉中枢就会越发达。正常听力的新生儿在子宫内第 20 周时就开始接收外界声音，而患有先天性听力下降的新生儿不仅错过了子宫内第 20 周至出生的听觉刺激，还缺少了出生后直至佩戴助听设备这段时间的听觉刺激，会严重影响听觉中枢发育。因此，先天性听力下降患儿若不及时进行干预，由于缺乏听觉刺激，大脑听觉中枢神经突触会越来越少，且变得杂乱无章。此时，大脑将通过"突触修剪"和"突触重组"（通过突触的重新组合，使神经元形成新的网格，具备其他功能）功能，使视觉中枢争夺"不动产"，替代听觉中枢。也就是说中枢功能进行了重新分配，这也是大脑可塑性的表现。

⚠ 注意：

2 ~ 3 岁为大脑可塑性的"黄金期"，若错过"黄金期"，大脑处理听觉信息的能力将大大减弱。所以，听力下降干预的年龄越小，效果越好。

28 / 重返有声世界的帮手
——助听器

适应证

助听器可以帮助改善大部分人群的听力下降。

（1）婴幼儿、儿童：出生时就存在听力问题（先天性听力下降）或在成长过程中由于疾病、外伤等原因导致听力下降的患儿。早期的干预和／或佩戴助听器可以帮助他们正常发展语言和沟通能力，并获得更好的教育机会。6月龄以上的婴幼儿、儿童，如果确诊为重度以下的听力下降，必须要佩戴助听器。

（2）青少年、成年人：听力下降影响学习、工作和社交，并且有强烈意愿想要改善听力者，以及老年性聋患者。

（3）职业相关性听力损失者：持续在高噪声环境中工作且听力下降影响工作和交流者，如建筑工人、机械操作员、音乐家等。

（4）突发听力下降者：由突发性聋、内耳感染、头部外伤等原因引起的突发听力下降者，如药物治疗无效或听力无法恢复到可正常交流的水平，佩戴助听器可以提供听力补偿。

⚠ 注意：需要验配助听器的情况

医生、听力师对听力下降患者进行专业评估后，认为其可能会从佩戴助听器中获益，可安排患者验配助听器。

目前，为了更好地评估患者的听力水平，除了传统的听力检查外，在检测患者听力及词句理解能力时，添加了背景噪声，即噪声下的言语测听。

要注意的是，言语测听结果不佳的患者，可能不会从佩戴助听器中获得显著的益处。

助听器的工作原理

助听器实质上是一个声音放大器。目前大多数助听器都是数字式助听器，通过小型麦克风收集环境中的声音，使用带有放大器的计算机芯片将输入的声音转换成数字代码，然后根据听力下降情况、听力需求和周围的声音水平来分析和调整声音信号，放大后的信号再转换成声波，通过扬声器传入耳朵。

目前，助听器技术已经有了很大的进步，包括能够进行噪声消除、风声抑制等，以及具备评估环境的能力和自动判断患者最佳听力情况的能力。

助听器的类型

助听器在入耳方式、尺寸、功能及价格上有很大差异。

1. 常见类型

助听器的常见类型有耳背式助听器（图 28 - 1A、图 28 - 2A，重度听力下降或中度听力下降者，为了有足够的音量提高听力，有必要佩戴大功率的耳背式助听器）、耳甲腔式助听器（图 28 - 1B、图 28 - 2B）、耳道式助听器（图 28 - 1C、图 28 - 2C）和深耳道式（隐形）助听器（图 28 - 1D、图 28 - 2D）。

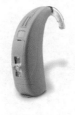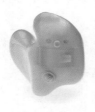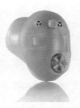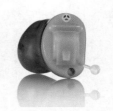

（A）耳背式　　　（B）耳甲腔式　　　（C）耳道式　　　（D）深耳道式（隐形）

图 28-1　常见助听器的类型

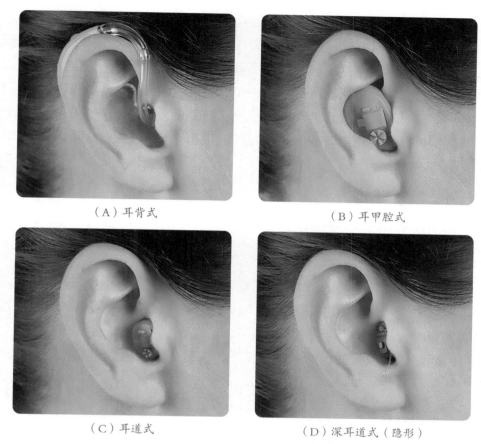

（A）耳背式   （B）耳甲腔式

（C）耳道式   （D）深耳道式（隐形）

图28-2　常见助听器的佩戴效果

2. 其他类型

（1）可完全置入耳道或耳内式的小型助听器：助听器设计师一直在制造更小的助听器，以满足人们的需求，即不太显眼，免得戴上像个残疾人，但实现的难度颇大。大多数患者都不想让别人知道他们佩戴助听器，因此通常会要求佩戴可完全置入耳道或耳内式的小型助听器。然而，并不是所有患者都适合。助听器的大小与其本身的功能有关，小型助听器由于尺寸限制，提供的功能也较少。

（2）开放式助听器：开放式助听器由于其非封闭式佩戴，以及相比于传统助听器其改善高频听力下降的能力更佳而受到欢迎，此类助听器也很小。

（3）高频听力下降患者专用助听器：目前有专门设计用于高频听力下降患者的助听器，这种助听器没有传统助听器的堵耳效应（即由于耳机或耳塞堵住耳道，在外耳与耳机或耳塞之间形成了一个密闭的含气空腔，致气导听阈提高）。佩戴时将其中一个微型配件置于耳后，而将另一透明的细条状塑料配件放入耳道内。相比于传统助听器，它们产生的静电效应更小。高频听力下降患者一般选配开放式助听器，可避免普通耳背式助听器的堵耳效应。

助听器对听力水平的改善

1. 助听器通常只能改善一半的听力下降

人们关于助听器的一个普遍错误观念是，认为助听器能恢复正常听力。而事实上，助听器并不能使听力恢复至正常水平。一般说来，助听器通常只能改善一半的听力下降。

助听器信号放大的目标并不是将听力恢复到正常，而是显著改善交流能力和生活质量。

2. 双耳佩戴助听器的效果

双耳佩戴助听器获益最大，包括平衡听力、声源定位、方向性听觉、更好的言语理解，以及在噪声环境中更好的听力。

双耳听力明显不对称，或者照管两个助听器存在困难的患者，双耳佩戴助听器的效果可能不佳。

经济条件受限的患者，与其单耳佩戴复杂的助听器，不如双耳佩戴简易的助听器，受益更多。

助听器的购买与使用

1. 购买：不可以直接在商场买

助听器必须正确验配，数字助听器必须正确编程。因此，助听器应该由获得许可的专业人员来验配，不可在商场直接购买。

2. 第一次使用助听器的注意要点

（1）给自己一些时间来适应助听器。用得越多，对放大的声音适应得越快。

（2）在不同的环境中练习使用助听器。放大的声音在不同的地方听起来会不一样。

（3）保持积极的心态。自身练习的意愿，以及家人和朋友的支持将决定佩戴助听器是否成功。

辟谣：助听器会造成听力下降

助听器不会造成听力下降。助听器的工作原理是放大声音，让听力下降者能够听得见。就像眼镜本身不会造成视力下降，助听器也不会造成听力下降。有一些病因会加重听力下降，如老年性聋。如果一段时间之后，佩戴助听器仍然听不清，需要去专业机构进行调试，或者根据听力情况更换助听器。

29 / 恢复听力的神奇装置
——人工耳蜗

人工耳蜗又称电子耳蜗，是二十世纪最伟大的科技成果之一。人工耳蜗要通过手术植入体内，是恢复双耳重度或极重度感音神经性听力下降的唯一方法（图29-1）。

人工耳蜗的工作原理

目前，人工耳蜗都是半植入式的，包括体外部分——言语处理器和体内部分——植入体。

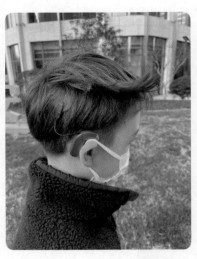

图29-1　人工耳蜗的佩戴效果

言语处理器的麦克风收集外界的声信号，然后将收集到的声音编译成特殊模式的脉冲电信号。脉冲电信号通过线圈透过皮肤（言语处理器和植入体通过磁铁耦合），传到体内的植入体。随后，植入体绕过已受损的感受声音的耳蜗毛细胞直接刺激蜗神经的螺旋神经节，通过蜗神经传递到大脑听觉中枢，恢复听觉功能（图29-2）。

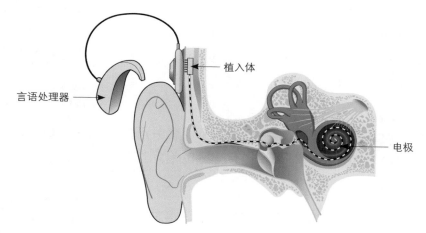

言语处理器

植入体

电极

图29-2　人工耳蜗植入后示意图

人工耳蜗植入的适应证与禁忌证

1. 适应证

根据听力下降发生时患者是否会说话，我们习惯将听力下降分为语前聋和语后聋。语前聋和语后聋的患者中都有人工耳蜗植入的适应证者。

（1）语前聋患者：语前聋是指在学会说话之前就发生的听力下降，包括先天性和婴幼儿时期出现的各种听力下降。人工耳蜗植入的适应证：① 双耳重度或极重度感音神经性听力下降；② 植入年龄通常为1～6岁，最佳年龄为1岁左右；③ 佩戴合适的助听器，经过听觉言语训练3～6个月后听功能无明显改善（听力学评估报告提示：在最好助听聆听环境下开放短句识别率≤30%或双字词识别率≤70%）；④ 无手术禁忌证；⑤ 家长对人工耳蜗的疗效有合理的期望值；⑥ 有进行听觉言语训练的条件（由医生判断）。

⚠ 注意：

婴儿脑膜炎可能导致骨化性迷路炎（耳蜗骨化），必须考虑尽早进行人工耳蜗植入。

（2）语后聋患者：语后聋是指学会说话后出现的听力下降，通常由后天疾病导致。人工耳蜗植入的适应证：① 各年龄段的语后聋患者；② 双耳重度或极重度感音神经性听力下降；③ 佩戴助听器收效甚微（听力学评估报告提示：在最好助听聆听环境下开放短句识别率 ≤ 30% 或双字词识别率 ≤ 70%）；④ 无手术禁忌证；⑤ 家庭和 / 或植入者本人对人工耳蜗的疗效有合理的期望值。

⚠ 注意：

单侧重度或极重度感音神经性听力下降合并严重耳鸣者，植入人工耳蜗除了可提高听力水平，对耳鸣也有一定的治疗作用。

2. 禁忌证

耳蜗完全缺失者、内听道严重狭窄者、慢性化脓性中耳炎患者（疾病发作期）、耳蜗骨折导致听神经损害者、精神疾病患者，以及有其他外科常规手术禁忌证者。

双耳人工耳蜗植入的原因与优势

双耳人工耳蜗植入的原因很简单，即单耳植入就只有一耳能听到。实际上，双耳人工耳蜗植入有很多优势：

（1）双耳聆听有立体声听觉效果，可提高对音乐和韵律的理解、辨别能力，以及在日常生活中的交流及社会技能，提高聆听舒适度、总体反应性，克服或减轻听觉疲劳。

（2）提高尤其是噪声环境下的言语识别率，有利于分辨声源方向和定位。

（3）提高双耳总和效应（双耳聆听比单耳聆听的声音响度更大，可为大脑提供更响亮、更稳健的声音信号，并且可以减少听觉疲劳），可降低听阈约 5 dB HL。

（4）提高选择性聆听：听力正常的人在嘈杂环境中可以选择性聆听某一方向的声音，甚至单个人的声音，而单耳聆听除了声源定位功能缺失，也无法完成选择性聆听。

（5）消除头影效应：头部是两耳之间的天然屏障，当来自一侧的声音绕过头部到达另一侧时，头部会抑制高频段听阈多达 20 dB HL。当好耳方向出现噪声时，理解言语则更加困难。

（6）听觉记忆好于单耳耳蜗植入，特别是短时记忆。听觉记忆是指保存听觉信息的编码并回忆的能力。简单地说，就是听了并记住了多少的能力。

（7）可避免植入手术的相关问题：① 避免前后两次手术，整体费用较低；② 避免侧别选择；③ 避免未植入耳听觉剥夺（由于声学信息的减少导致的听觉功能逐渐下降，即指由于缺乏有效听觉刺激，导致中枢听觉系统的听觉信息处理能力弱化或丧失）；④ 对中枢神经系统的发育刺激比单耳人工耳蜗植入更快，康复速度更快、更好，并可延缓听觉中枢功能衰退。

人工耳蜗植入前的评估

（1）病史：听力下降的病因和发病过程，包括听力下降史、耳鸣与眩晕史、耳毒性药物接触史、噪声暴露史、全身急慢性感染史、耳科既往史、家族遗传史、助听器佩戴史、发育因素和其他。听力下降患儿的病史还包括母亲妊娠史、生产史、小儿生长史、言语发育史等。

（2）耳部检查：耳郭、外耳道和鼓膜等的检查。

（3）听力及前庭功能评估：包括纯音测听、声导抗、听觉诱发电位（包括 ABR、ASSR 等）、耳声发射、言语测听、助听效果评估、前庭功能检查等。

（4）影像学检查：颞骨薄层 CT 检查、内耳及颅脑 MRI 检查。

（5）言语能力评估：包括言语清晰度、理解能力、语法能力、表达能力和交往能力。

（6）心理、智力及学习能力评估：通过相关量表评估患者的学习状况。对疑有精神智力发育迟缓或有异常心理行为表现者，需至专业机构行进一步观察、诊断和鉴定。社会文化型智力低下者可考虑人工耳蜗植入；而非社会文化型智力低下者，或多动症、自闭症（孤独症）及其他精神智力发育障碍者，术后康复可能存在困难，监护人或家属应提前建立客观合理的心理期望值。

（7）家庭康复条件评估：包括家长对人工耳蜗植入后听觉言语训练重要性的了解程度、听觉口语法康复治疗方案及地点的选择与准备等。成年人一般不需要家庭康复条件评估。

人工耳蜗植入的效果

人工耳蜗植入效果因人而异，多数可以达到或者接近正常人听力水平。听力下降时间较短、可口头交流、在较小年龄植入人工耳蜗的效果最好。有潜在的运动和／或认知障碍的儿童（如先天性巨细胞病毒感染患儿），以及内耳畸形和／或听神经缺陷的儿童人工耳蜗植入的效果较差。

（1）语前聋患者：人工耳蜗植入年龄通常为 1～6 岁，最佳年龄为 1 岁左右。

（2）成年语后聋患者：疗效需要根据导致听力下降的原因，以及人工耳蜗植入前的言语能力而定。如果植入前言语交流正常，疗效较好。

人工耳蜗植入术后的注意事项

1. 体育活动

人工耳蜗植入后能够参加大多数体育活动。

（1）水上运动：参与水上运动等活动时，必须摘除人工耳蜗的体外部分——言语处理器，但应当注意摘除后就听不见了。

（2）有头部受伤风险的运动：不建议参与有头部受伤风险的运动（如跆拳道或摔跤），因为可能会损坏人工耳蜗的体内部分——植入体。

2. MRI 检查

植入最新款（具体可咨询医生）的人工耳蜗可以进行 MRI 检查，但必须摘除言语处理器（体外部分）。植入其他款人工耳蜗在进行 MRI 检查前需要行局部手术取出人工耳蜗的磁铁。

⚠ 注意：

在医院接受 MRI 检查前，必须告知医生人工耳蜗的具体款式，医生也需要确认 MRI 设备的具体类型，以确保患者的安全。

30 / 助听器、人工耳蜗的区别与联合使用

助听器、人工耳蜗的区别

助听器与人工耳蜗的区别详见表 30 - 1。

表 30 - 1 助听器与人工耳蜗的区别

区别点	助听器	人工耳蜗
作用机制	声音放大器，将原本听力下降患者听不到的声音放大到可以被听到的强度	分为言语处理器和植入体两部分。言语处理器接受声音并发射信号到植入体，植入体绕过已受损的感受声音的耳蜗毛细胞直接刺激蜗神经的螺旋神经节，恢复听觉功能
适用范围	中度和部分重度听力下降患者	重度或极重度感音神经性听力下降患者
对声音的感受	仅仅是放大声音，因此可以重获熟悉的听感。个别情况下，可能会存在助听器性能不佳、调试不当等因素导致听到的声音有失真（变调）或听不清楚等情况	"听到"的是一种电流刺激，与自然的声音存在差异。对于先天性听力下降（语前聋）患者来说，在人工耳蜗植入前从未听到过声音，更不会懂得其含义，因此术后的听觉言语训练尤其重要
佩戴方式	无创。常见的耳背式、耳甲腔式助听器肉眼可见，深耳道式助听器隐蔽性好，难以被发现	需要通过外科手术将电极植入到患者耳蜗内，具有一定创伤性和手术风险。言语处理器属于外挂装置，佩戴欠隐蔽

（续表）

区别点	助听器	人工耳蜗
价格	每只从几千到几万元不等	总花费在15万~30万元，包括单个人工耳蜗植入体设备、手术、术后调机、听觉言语训练及电池维修等的费用
对日常生活的影响	方便摘取，对日常生活基本无影响	人工耳蜗植入患者需要特别注意下列情况： （1）通过安检门时植入体会引发报警，建议出行时随身携带人工耳蜗植入标识卡和出院证明，在安检报警时向安检人员说明情况 （2）部分言语处理器对静电和X射线敏感，可能会受到安检门和X射线传送带的干扰，建议关闭言语处理器，交给安检人员手检，避免静电和X射线损伤 （3）避免靠近强磁场，包括强力磁铁、磁疗机、MRI检查室（新款人工耳蜗植入者除外）等

助听器、人工耳蜗联合使用

虽然助听器和人工耳蜗迥然不同，但在以下两种治疗方案中，二者也完全可以"和睦相处"。

1. "双模式"方案

"双模式"方案指一耳佩戴助听器（符合助听器适应证），另一耳植入人工耳蜗（符合人工耳蜗植入适应证），疗效远远优于仅有单耳人工助听。

2. "声电联合刺激"方案

在患者有低频残余听力的情况下，可同一耳既佩戴助听器，又植入人工耳蜗，前者补偿患者的低频听力，后者刺激蜗神经纤维产生高频听力，这种治疗方案叫做"声电联合刺激"。

⚠ 注意：

佩戴助听器、植入人工耳蜗，或采用"双模式""声电联合刺激"方案，都是目前听力下降主流的干预手段。

要注意的是，听力下降干预手段的选择需要通过医生详尽的检查，根据实际情况，以得到最大限度的听力补偿和康复效果为目标，科学地进行。

31／单侧聋的临床表现和干预

单侧聋（single-sided deafness，SSD）一般是指单耳严重的感音神经性听力下降，即一耳听力正常或接近正常，但另一耳的听力下降程度非常严重。

单侧聋的临床表现与诊断

1. 临床表现

单侧聋患者的患耳是无功能的或失聪的，并且常规的助听设备无法使患者获得听力收益。具体临床表现有：

（1）在嘈杂环境中难以理解说话内容。

（2）声音定位困难。

（3）喜欢使用健耳接电话和交谈。

（4）经常需要他人重复讲话内容。

（5）使用电子设备时音量较大。

（6）因为言语识别问题对一些社交活动有所抵触。

（7）可伴有单耳耳鸣。

2. 诊断

如果怀疑单侧聋，需至专业的听力障碍诊治中心进行检查。一般成年人及学龄前以上儿童通过纯音测听即可诊断，而对于 3 岁以内的婴幼儿，则需要通过 ABR、ASSR 等检查方法进行评估。

单侧聋的干预

根据不同的病因和严重程度，单侧聋的干预有所不同。

1. 交联助听器（信号对传助听器）

交联助听器（contralateral routing of signal，CROS）设备系统包括两个独立的装置，外观均类似助听器。其中一个装置戴在健耳上，另一个包含有麦克风的装置戴在患耳，以收集来自患耳方向的声音并传递至健耳。

CROS 设备无法恢复患耳的听力，也无法帮助声源定位，但它可以帮助患者收集到来自患耳方向的声音。

患者对于 CROS 接受率相对较低，可能是因为双耳均需佩戴助听器而引起耳部不适、影响美观、无选择性地放大声信号等。

2. 人工耳蜗

人工耳蜗可直接使患耳获得听力，帮助言语识别和声源定位。人工耳蜗最大的优点是能够改善声源定位。声源定位的改善和双耳时间差及强度差的平衡，能避免单侧聋患者听觉中枢不良的重塑。

3. 骨导助听器

骨导助听器的处理器是一个头戴式或植入式外部声音处理器。声音处理器收集患耳侧的声音并通过骨导的方式传递到健耳。

同交联助听器一样，骨导助听设备无法使患耳获得听力，但可帮助患者感知患耳来源的声音。

单侧聋的预防

避免过度噪声暴露是目前最有效的预防方法。日常生活中应注意：

（1）调低各类电子设备、耳机的声音。

（2）在嘈杂或噪声较大的环境中活动时，应佩戴耳塞或耳罩防噪。

（3）及时治疗引起听力下降的疾病，如慢性中耳炎、突发性聋、梅尼埃病等。

（4）定期检查听力，只要发现（哪怕是轻度的）听力下降，都应引起重视并早期干预。

辟谣：单耳听力下降没事

单耳听力下降的影响是多方面的。人的大脑从双耳同时获取声音时，对于声音的处理效果最佳。例如，双耳聆听可以帮助大脑在餐厅、教室、社交场合等嘈杂的环境中更准确地聆听和分辨言语。此外，只有双耳同时获取声音时我们才能对声源进行定位。这一点在我们需要快速定位声源以避免危险时显得尤为重要。此外，当双耳同时获取声音时，大脑会对声音的强度进行放大，帮助我们分辨较轻的声音。

32 / 听觉口语法
——一种家长必须要熟知的听觉言语训练方法

听力下降将对生活造成严重的影响，对于先天性听力下降儿童，不仅影响发音，还会影响语言、智力、情感、心理等多方面的发育，最终影响患儿的社会交往能力，给患儿及其家庭和社会带来沉重的负担。

佩戴助听设备或植入人工耳蜗只是回到有声世界的第一步，若想要进行正常的语言沟通，科学有效的听觉言语训练至关重要。

人与人之间的互动，最常使用的表达方式即是"听和说"，"听"是孩子学习说话的有效途径。听觉口语法（auditory-verbal therapy，AVT）是近年来广受康复人员、家长及孩子青睐的一种听觉言语训练方法。

听觉口语法简介

听觉口语法旨在帮助患儿利用残余听力，借助合适的助听装置（选配助听器或者植入人工耳蜗），以听觉作为首要感官，协助患儿最大限度地发挥听觉潜能，使其在自然且有意义的生活情境中，按照正常儿童的发育顺序提高听能、语言、说话、认知与沟通五大领域的能力。

听觉口语法是一种以家庭为中心的听觉言语训练方法，让家长在各种生活情境中给予患儿最大量的语言刺激，帮助患儿以自然的聆听和沟通模式融入主流社会，并最终成为一名正常的社会人。英国听觉口语康复大师丹尼尔·林（Daniel Ling）在 1993 年就提出，听觉口语法应该成为患儿家长们首选的听觉言语训练方法。

听觉口语法教学的主要特点

（1）重视家长的深度参与。在听觉口语法的教学中，康复师会指导和教会家长专业的知识与技能，使家长能够为患儿提供持续而有力的支持。

（2）一对一的个性化诊断教学，针对患儿及其家庭制定个性化课程方案。

（3）运用生活中的自然情景，强调听觉的使用，培养孩子建立好的聆听习惯，通过聆听来发展口语，将聆听和口语融入生活中的各个方面。

听觉口语法的 10 项核心原则

（1）提倡早期发现新生儿、婴儿、幼儿和儿童的听力下降，并制定后续的听能管理和听觉口语法康复方案。

（2）建议立即对孩子进行全面准确的听力学诊断与评估，并选配合适的、助听性能较高的助听设备来最大限度地帮助孩子获取最佳的听觉刺激。

（3）康复师将指导家长在有意义的生活情景中提供最佳的言语输入刺激，帮助孩子在发展口语时，使用听觉作为主要的交流形式，而不是手语或唇读。

（4）康复师将帮助孩子将听力和口语融入生活的各个方面，通过积极的家庭指导和接受持续的、个性化的听觉口语法康复治疗，最终训练父母成为孩子听力和口语发展的主要推动者。

（5）搭建理想的聆听环境，以帮助孩子获得理想的听觉口语能力。例如，康复师教给家长将环境噪声降到最低的方法，使孩子更易聆听。

（6）家长成为孩子聆听和口语的主要示范者，并积极参与到一对一的听觉口语法康复治疗中。由于每个孩子和家庭都是独特的，在康复师对每个家庭一对一的指导下，家长获得听觉口语法康复治疗必需的技能，能教导孩子通过聆听来发展口语能力。

（7）家长要帮助孩子通过聆听自己说话声音和模仿别人的说话来发展和提高自我言语的反馈和监控能力。

（8）家长要在孩子发育的不同阶段，有计划、有目的地鼓励孩子在听能、言语、语言、认知和沟通等方面整体协调发展。

（9）康复师将在课程中，采用持续的评估方式，以了解孩子的听觉言语发育状况，并进一步制定个体化的听觉口语法康复治疗方案，持续评估监控该方案给孩子和家庭带来的效果。

（10）鼓励孩子进入普通学校就读。

⚠ 注意：

家长在听觉口语法的训练过程中发挥关键作用。在临床康复中，许多家长长时间难以接受自己孩子有听力下降的现实，因此产生埋怨、暴躁，甚至放弃的不良情绪和心理反应。但若想要让孩子能像正常同龄孩子一样牙牙学语、开口叫爸爸妈妈、进入普通幼儿园，家长必须得振作起来，让自己成为孩子最好的那位听觉言语康复师。

推荐使用听觉口语法的原因

1. 家庭康复治疗时间长、效果好

一般一个 2 岁的孩子每天大约有 12 个小时是清醒的。1 周（每天 12 小时×1 周 7 天）有 84 小时是清醒的。因此，在日常的生活中，孩子拥有大量的时间来学习口语技能和训练大脑。

但是康复师与孩子待在一起的时间在 1 周内仅为 45～60 分钟（听觉口语法治疗的时间一般为 1 次 / 周，45～60 分钟 / 次），其余时间都是家长或者主要看护人在陪伴孩子，有时候还会遇到由于假期、疾病、天气和紧急情况等取消一周一次的康复治疗。

1 周中，1 小时康复师的康复治疗和 84 小时家庭康复治疗的效果的对比是惊人的。

听力正常儿童每时每刻都在接受言语及外界环境的刺激。为了让听障儿童在入学前减少与正常同龄人的差距，最好的办法就是，家长把自己变成康复老师，在日常生活中进行科学有效的言语输入和康复训练。

这也是听觉口语法的核心和目的，此时，康复师的角色更像教学组长，为一线老师（即家长）做示范和评估，指导家长如何在家随时随地教孩子康复。

2. 可减少孩子的焦虑感

每个人到了一个新环境，都会感觉到陌生、拘谨，大人尚且如此，孩子更甚。

如果有了亲近的家长的陪伴，就可以很好地消除孩子的焦虑，让孩子更快融入听觉口语法的康复治疗环境，更快接受康复师，才能够尽快开始康复治疗。

3. 可帮助孩子理解并参与康复治疗

孩子很多时候是需要通过观察和模仿来学习的，而康复师和家长都是他们观察和模仿的对象。

在听觉口语法康复治疗中，康复师会告知家长每一个领域要学什么，要达到什么要求，随后会一一示范。孩子通过康复师和家长的示范，会更快地理解学习任务、掌握学习目标。

4. 可帮助家长掌握康复治疗的方法与技巧

通过参与康复治疗，家长可以听到、看到康复师是怎么使用这些技巧的，并尝试先从模仿康复师开始，练习多次后便慢慢地能够自主和灵活地使用了。而康复师也能够根据家长在康复治疗中的表现给予肯定或是指导性的建议。

5. 可为家庭康复打下基础

通过参与康复治疗，家长不仅能熟知孩子康复治疗中学习了什么，还可以知道孩子掌握的程度怎么样。了解孩子的学习状况，家长就能在家有针对性地进行巩固复习和扩展延伸学习了。

6. 可为后期康复奠定基础

虽然孩子在完成听觉口语法康复治疗后就可进入普通学校，但真正的康复才刚刚开始。回归普通学校，会面临一些不一样的问题。如果家长有了在康复机构陪伴的经验，掌握了康复知识，当孩子的学业出现一些问题时，就可以从容地解决，不至于手足无措。

听力保健

听力下降的病因复杂，主要包括遗传因素和环境因素，其中 60% 的听力下降可以预防。

我们将在本部分介绍听力下降的预防措施、耳聋的遗传、正确使用耳机的方法，以及常见的耳毒性药物。

通过阅读本部分内容，你可以更好地了解听力保健的相关知识。

重点知识

- 听力下降的预防措施
- 听力保健知识

33 / 听力健康，从预防开始

预防胜于治疗，一般认为，60% 以上的听力下降疾病是可以预防的。有些听力下降是不可逆的，对患者造成的影响也是终生的，所以积极预防听力下降刻不容缓，听力健康，从预防开始。

听力下降预防的措施

（1）儿童需接受免疫接种，预防麻疹、脑膜炎、风疹和腮腺炎等儿童期疾病，并接受中耳炎筛查。

（2）高危幼童（家族遗传史、低出生体重、出生窒息、患黄疸或脑膜炎等）需接受必要的听力检查，发现问题及早干预。

（3）育龄妇女孕前需接受免疫接种，预防风疹，并接受梅毒和其他感染的筛查，发现问题及早治疗。

（4）避免接触强噪声，在噪声环境中使用个人保护装置，如耳塞和降噪耳机。

（5）避免使用耳毒性药物。

34 / 耳聋的遗传——预防听力下降，从源头抓起

耳聋与遗传

耳聋是最常见的出生缺陷之一，新生儿期的发病率为 1‰ ~ 3‰，学龄儿童的发病率增加至 3‰ ~ 4‰。耳聋的病因主要包括遗传因素和环境因素，约 60% 与遗传因素有关。目前，已确定的耳聋基因多达几百种，我国最常见的耳聋基因包括 GJB2、SLC26A4、MTtRNR1 和 GJB3 等，人群常见耳聋基因携带率为 5% ~ 6%。

耳聋基因的阻断

对于携带有耳聋基因变异、具有生育耳聋患儿风险的夫妻，在孕期抽取羊水中的脱落细胞检测耳聋基因，可以在出生前根据基因检测结果推测胎儿的听力情况。如今，利用最新的试管婴儿技术，可以在胚胎植入前检测耳聋基因，筛选出不携带耳聋基因的胚胎，再植入母体子宫，从而在源头上阻断耳聋基因的遗传。

耳聋遗传的方式

耳聋遗传的方式多样，有常染色体显性遗传、常染色体隐性遗传、X 连锁隐性遗传、线粒体遗传。

1.常染色体显性遗传

如图 34 - 1 所示，夫妻双方有一方是耳聋患者，后代有 50% 的概率是耳聋患者，即为耳聋的常染色体显性遗传。

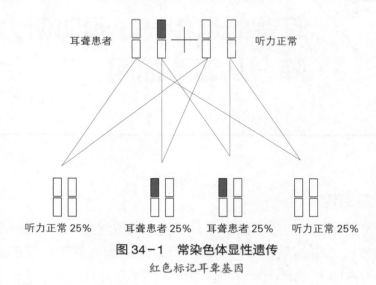

图 34-1 常染色体显性遗传
红色标记耳聋基因

2.常染色体隐性遗传

如图 34 - 2 所示，夫妻双方听力正常但携带导致耳聋的基因变异，后代有 25% 的概率是耳聋患者，即为耳聋的常染色体隐性遗传。

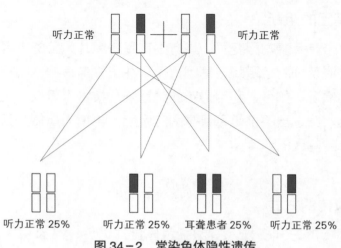

图 34-2 常染色体隐性遗传
红色标记耳聋基因

3. X 连锁隐性遗传

如图 34-3 所示，母亲听力正常但携带耳聋基因，男性后代有 50%的概率是耳聋患者，即为耳聋的 X 连锁隐性遗传。

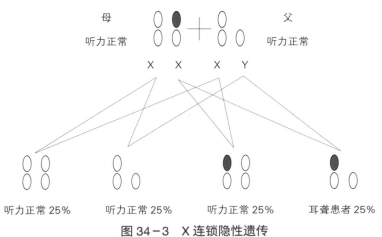

图34-3 X连锁隐性遗传

红色标记耳聋基因；X、Y 为性染色体

4. 线粒体遗传

人类遗传物质包括核基因和线粒体基因，精子只含有核基因，而卵子既含有核基因又含有线粒体基因，精子和卵子结合后形成的受精卵中线粒体基因都来自卵子。因此，如图 34-4 所示，线粒体遗传主要是由家族中的女性患者遗传给后代，男性患者不再遗传给后代。

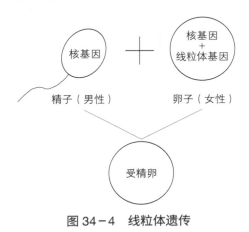

图34-4 线粒体遗传

新生儿听力筛查的局限性

新生儿听力筛查能够对听力下降患儿早期预警,实现早发现、早诊断、早干预、早治疗,避免因"聋"致哑,对防"聋"治"聋"起到关键作用。但是,新生儿听力筛查存在一定的局限性。

（1）新生儿听力筛查仅筛查出生后 3 天的新生儿,易漏诊迟发性听力下降（相当一部分是 GJB2 和 SLC26A4 基因突变携带者）。

（2）新生儿听力筛查不能发现氨基糖苷类抗生素药物敏感性基因突变携带者（线粒体 DNA12S rRNA 基因 A1555G / C1494T）,无法通过用药预警来避免药物性听力下降发生。

（3）新生儿听力筛查不是病因筛查,无法筛出听力下降高危人群,预防后代发生听力下降。

新生儿耳聋基因筛查

1. 意义

耳聋基因筛查是病因筛查,可弥补听力筛查的局限性。

（1）对新生儿进行耳聋基因筛查可发现听力筛查无法检出的药物敏感性基因突变携带者和迟发性听力下降基因携带者,通过健康宣教避免药物性听力下降或减缓迟发性听力下降的发生。

（2）不仅能发现听力下降,还可明确分子病因。

（3）能够在新生儿期识别遗传性耳聋生育高危人群,通过科学指导和干预,可避免后代发生听力下降。

2. 方法

新生儿出生后,产科护士在新生儿脐带或足跟采取新生儿外周血,实验室检测人员提取外周血中的 DNA,然后应用多种耳聋基因试剂盒,对新生儿进行耳聋基因突变位点检测。检测的耳聋基因一般包括 GJB2、GJB3、SLC26A4 和线粒体 DNA12SrRNA。

目前已发现的耳聋基因多达百个,目前耳聋基因筛查只针对最常见的耳聋基因和发生频率最高的位点，也有遗漏的可能。

新生儿听力筛查联合耳聋基因筛查

新生儿听力筛查联合耳聋基因筛查能最大程度地筛查出听力下降的患儿，避免遗漏，做到早发现、早干预。新生儿听力筛查联合耳聋基因筛查可产生几种不同的结果。

（1）听力筛查通过，耳聋基因正常：这是绝大部分听力正常的新生儿听力筛查联合耳聋基因筛查的结果。

（2）听力筛查未通过，耳聋基因异常

听力筛查未通过，耳聋基因检测为杂合：表明新生儿有可能是遗传性耳聋患儿，需要在 42 天复筛听力，并且有必要进行耳聋基因的全外显子测序。

听力筛查未通过，耳聋基因检测为纯合：表明新生儿为遗传性耳聋患儿，需要在新生儿出生后 3 个月到听力障碍诊治中心进行听力学诊断，必要时进行耳聋基因的全外显子测序，进一步核实耳聋基因筛查结果。

（3）听力筛查通过，耳聋基因异常：听力筛查通过表明孩子此时听力正常，但耳聋基因筛查异常表明孩子可能存在听力下降风险，需要遗传咨询科和耳鼻咽喉科共同解读报告，定期随访听力。必要时进行耳聋基因的全外显子测序。

（4）听力筛查未通过，耳聋基因正常：见于以下情况，比如，外耳道有羊水、胎脂等残留，还包括遗传因素；母亲孕期的药物使用史，孕母宫内感染，如巨细胞病毒、风疹病毒、弓形虫等，新生儿高胆红素血症，早产或低体重，颅面部畸形等。耳聋基因筛查不能覆盖到全部的耳聋基因或位点，有条件者可考虑进行更全面的耳聋基因检测。

总的来说，新生儿听力筛查和耳聋基因筛查，两者有一项结果异常，均需引起新生儿父母重视，并到专业医疗机构进行听力随访和遗传咨询。

35 / 正确使用耳机的方法

与老年人听力下降的原因不同，导致年轻人听力下降的主要因素是噪声损伤。这里所说的噪声不仅仅是指那些使人感觉不适的、嘈杂的声音，更多的是耳机使用不当引起的。

自移动娱乐设备诞生以来，音乐融入了日常生活的方方面面。人们可以在车内、工作场所、健身房、家中聆听音乐，也可以一边散步一边听音乐，甚至睡觉时耳机里仍可流淌着音乐。一不小心，听力可能就被慢慢偷走了。

如何既能欣赏曼妙的音乐，又能够保护我们的听力？那就从正确使用耳机开始吧。

耳机的选择

首先，我们必须有一副符合行业标准的耳机，劣质的耳机可能会产生额外的噪声，导致听力受损。

其次，在耳罩式耳机与入耳式耳机的选择上，耳罩式耳机距离鼓膜更远，还能够防止外界噪声进入耳内，在环境嘈杂时比入耳式耳机更安全。

使用耳机听音乐的注意点

1. 遵循"60 / 60 原则"

"60 / 60 原则"即耳机音量不超过最大音量的 60%，每次听的时间不能超过 60 分钟。

2. 在噪声环境中尽量不使用耳机

有研究表明，安静环境中耳机音量在 60 dB HL 即可舒适聆听，但当环境噪声超过 65 dB HL 时，需要将耳机音量调高到 82 dB HL 以上才能听清。高强度的声音会对内耳产生不可逆的损伤，因此在噪声环境中尽量不使用耳机。如果工作需要，建议使用降噪耳机。

确定耳机对听力有无损伤

长时间使用耳机造成的听力下降，早期表现为高频听力下降，日常生活中难以觉察。戴耳机听着音乐睡觉是非常不可取的，在睡觉时听音乐，大脑虽然处于休息状态，但感受声音的内耳毛细胞仍然在工作，长时间的声音刺激会造成毛细胞的损伤。

因此，对于经常使用耳机的人群，建议每年 1 次定期到医院检查听力。如出现听力下降，需要积极治疗并减少耳机的使用。

降噪耳机与骨传导耳机

1. 降噪耳机的工作原理

降噪耳机通过减轻背景噪声，使聆听者以较低的音量来享受高质量的音乐，与普通耳机相比，较低的音量减轻了内耳的负担，从这个角度而言，对耳朵是有保护作用的。但即使是较低的音量，也不宜长时间使用，否则也会造成听力下降。

降噪耳机有主动降噪和被动降噪两种功能。

（1）主动降噪：是降噪系统通过产生与外界噪声相位相反的声波来将噪声中和，从而降低噪声。

（2）被动降噪：是通过将耳郭包围或者外耳道耳塞隔绝等方式阻挡外界噪声进入耳内。

2. 骨导耳机与听力损伤

随着人们保健意识的逐渐提高，越来越多的人认识到使用耳机不当可能会造成听力下降，影响生活质量。但是现在人们已经离不开音、视频媒体，地铁、公交、图书馆等公共空间也不允许声音外放，因此完全摆脱耳机并不现实。于是很多朋友尤其是热爱运动者，开始关注骨传导耳机，其中不少人认为骨传导耳机不用戴在耳朵里，因此不会损伤耳朵而过度使用。

事实上，噪声损伤的部位是耳蜗中的毛细胞、听神经及毛细胞与听神经间的连接部位"突触"。最重要的是：毛细胞"死"了就不能再生。这意味着一旦发生噪声性听力下降就不可能恢复。骨传导耳机只是绕过了外耳和中耳，对于耳蜗的影响其实与入耳式、耳罩式等耳机并无本质区别。因此，长时间、大音量地使用骨传导耳机依然会对听力造成损伤。

36

警惕对耳朵有毒性的药物

药物在发挥治疗作用的同时不可避免地会出现不良反应，当然，这些不良反应在一定程度上可以通过医生遵循用药规范及监测不良反应的早期症状得到有效预防。

在我国，有相当比例的感音神经性听力下降是由于不当使用耳毒性药物引起的。药物性聋是指因使用某些药物治疗疾病或人体接触某些化学制剂所引起的听力下降。

现已发现的耳毒性药物达百余种，多为临床常用药物，主要包括氨基糖苷类抗生素，抗肿瘤药，袢利尿剂，解热镇痛药，治疟疾药，止痛剂，麻醉剂，抗惊厥药，抗结核药，心血管药，避孕药，砷、汞等制品。

如果我们在日常生活中需要服用上述药物，应在医生指导下严格掌握耳毒性药物适应证，注意有无耳鸣、听力下降等耳毒性表现，就诊时及时告知医生，以便医生判断是否停药或更换用药，以降低损伤程度。

氨基糖苷类抗生素

【药物简介】 氨基糖苷类抗生素因其广谱高效的抗菌作用及低廉的价格在临床上被广泛用于控制革兰氏阴性和阳性菌感染。氨基糖苷类抗生素包括链霉素、庆大霉素、卡那霉素、小诺霉素、新霉素、妥布霉素、丁胺卡那霉素等。一般认为，该类药物的耳毒性顺序为：新霉素＞庆大霉素＞妥布霉素＞卡那霉素＞链霉素＞丁胺卡那霉素＞小诺霉素。

氨基糖苷类抗生素曾经是造成我国听力下降的主要原因之一，也是引起药物性聋最常见的药物。药物性聋的 97%，是由使用氨基糖苷类抗生素引起，后者中 28% 有家族遗传史。

【致病原因】 氨基糖苷类药物所致听力下降患者可分为两类。

（1） 接受了毒性剂量的药物而致听力下降，这类患者多无遗传背景。

（2） 接受了常规剂量或单次剂量的氨基糖苷类抗生素而致听力下降，这类患者有家族遗传史，研究发现其与线粒体基因的点位突变有关。

【临床表现】 氨基糖苷类药物所致听力下降主要临床表现为耳鸣、听力下降、眩晕及平衡障碍。听力下降在用药停止一段时间后发生，随时间延长加重，晚期表现为全频听力下降甚至完全听力下降（全聋）。听力损害一般为不可逆。

（1） 耳鸣：往往出现于听力下降之前，多为双侧性，呈高调音，早期为间歇性，后发展为持续性。

（2） 耳聋：多呈双耳对称性，早期为高频听力下降，但低中频（言语频率）听力影响不大。自用药到出现听力下降需要一段时间，且还有明显的延迟作用。

【治疗】 氨基糖苷类抗生素所致听力下降的治疗应在早期进行，以营养神经药物治疗为主。早期轻度听力下降者，听力多可恢复。对于长时间（3 ～ 6 个月）的听力下降，可根据听力下降的程度考虑选配适宜的助听器或行人工耳蜗植入术。

⚠ 注意：

氨基糖苷类药物所致听力下降重在预防。

抗肿瘤药——卡铂和顺铂

【药物简介】 卡铂和顺铂是常用的抗肿瘤药，其常见的不良反应是引起患者高频听力下降，严重者会引起全部听力丧失。儿童对该类药物的敏感性较成年人更加明显。

【致病原因】 该类药物的耳毒性在于对耳蜗的毛细胞、螺旋神经节和血管纹全方位的破坏，这种破坏包括细胞内外环境的变化和细胞凋亡。

袢利尿剂

【药物简介】 袢利尿剂包括利尿酸、呋塞米等，可引起患者可逆性听力下降，但用量过大或肾功能不良者使用则会造成永久性听力下降。

【致病原因】 袢利尿剂通过作用于肾内上皮细胞抑制离子的重吸收起到利尿作用。同时也干扰位于耳蜗血管纹上的离子泵，阻碍离子交换，引起细胞内的水钠潴留，导致内淋巴液离子浓度失衡，细胞间隙出现水肿，血管纹受损、功能失调。

【临床表现】 袢利尿剂造成听力下降的典型临床表现为在静脉用药后短时间内出现耳鸣、听力下降、眩晕等类似梅尼埃病的表现，通常在停药数小时后恢复。

解热镇痛药——水杨酸盐药物

【药物简介】 水杨酸盐药物如阿司匹林被广泛用于解热镇痛，但其在血清中浓度超过 1.45 mmol / L 即可出现耳毒性（日服 10 ~ 12 片 325 mg 阿司匹林可引起听力下降）。

【致病原因】 水杨酸可以通过改变细胞膜表面的离子通道，影响钾离子内流，导致细胞去极化能力增强，进而引起听觉系统自发放电增多。

【临床表现】 耳鸣大多为水杨酸盐药物造成听力下降的主要首发症状，逐渐会出现轻中度听力下降，一般可逆。

本书主要参考文献

陈建勇，杨军，2018. 婴幼儿听力损失评估国际共识. 临床耳鼻咽喉头颈外科学杂志，32(12): 886-890.

陈建勇，张华，彭璐，等，2015. 可接受噪声级与噪声下言语测试在老年性聋助听器验配效果评估中的应用. 中华耳科学杂志，13(4): 583-588.

刀维洁，2020. 听觉口语法在我国推广应用的现状与展望. 中国听力语言康复科学杂志，18(5): 325-327.

哈维·迪龙，2019 助听器. 第 2 版. 胡向阳译. 北京：华夏出版社.

韩奎广，陈建勇，杨军，等，2020. 前庭水管口径及听力损失程度对大前庭导水管综合征短潜伏期负反应引出的影响研究. 听力学及言语疾病杂志，28(2): 117-120.

侯明月，李磊，梅玲，等，2017. 不同声刺激模式对大前庭导水管综合征患者短潜伏期负反应引出率的比较. 中国耳鼻咽喉颅底外科杂志，23(3): 238-242.

杰克·卡茨，2006. 临床听力学. 第 5 版. 韩德民主译. 北京：人民卫生出版社.

孔维佳，周梁，2015. 耳鼻咽喉头颈外科学. 第 3 版. 北京：人民卫生出版社.

陆宇凡，杨军，陈建勇，2021. 大前庭水管综合征与其它重度、极重度聋患者的声诱发短潜伏期负反应波的比较. 中国听力语言康复科学杂志，108: 348-352.

马孝宝，沈佳丽，汪玮，等，2022. 健听幼儿短纯音 ABR 波 V 强度 - 潜伏期函数模型构建. 听力学及言语疾病杂志，30: 1-6.

世界卫生组织（WHO）. 世界听力报告. 韩德民译，2021. 北京：人民卫生出版社.

沈佳丽，陈建勇，汪玮，等，2020. 婴儿不同频率短纯音听性脑干反应正常值研究. 听力学及言语疾病杂志，28(6): 620-624.

孙虹，张罗，2019. 耳鼻咽喉头颈外科学. 第 9 版. 北京：人民卫生出版社.

肖青，陈建勇，沈佳丽，等，2019. 不同声刺激模式对大前庭导水管综合征患者短潜伏期负反应的影响研究. 听力学及言语疾病杂志，27(2): 1-6.

杨军,陈建勇,2021. 听障婴幼儿全面听力学诊断评估. 中国听力语言康复科学杂志,19(5): 321−326.

杨军,金玉莲,陈建勇,等,2022. 重视内耳功能精细化个体化综合评估. 临床耳鼻咽喉头颈外科杂志,36(9): 651−658, 664.

张华,2004. 助听器. 北京:人民卫生出版社.

中华耳鼻咽喉头颈外科杂志编辑委员会,中华医学会耳鼻咽喉头颈外科学分会,2015. 突发性聋诊断和治疗指南(2015). 中华耳鼻咽喉头颈外科杂志,50(6): 443−447.

中华医学会耳鼻咽喉头颈外科学分会听力学组,中华耳鼻咽喉头颈外科杂志编辑委员会,2009. 新生儿及婴幼儿早期听力检测及干预指南(草案). 中华耳鼻咽喉头颈外科杂志,(11): 883−887.

Ashori M, 2022. Impact of auditory-verbal therapy on executive functions in children with cochlear implants. Journal of Otology, 17(3): 130-135.

Bednar MM, DeMartinis N, Banerjee A, et al., 2015. The safety and efficacy of PF−04958242 in age - related sensorineural hearing loss: A randomized clinical trial. JAMA Otolaryngol Head Neck Surg, 141(7): 607−613.

Chermak GD, Musiek FE, 2002. Auditory Training: Principles and approaches for remediating and managing auditory processing disorders. Semin Hear, 23: 297−308.

Chester J, Johnston E, Walker D, et al., 2021. A review on recent advancement on age - related hearing loss: The applications of nanotechnology, drug pharmacology and biotechnology. Pharmaceutics, 13(7): 1041.

Enander A, Stahle J, 1967. Hearing in Menière's disease: A study of pure - tone audiograms in 334 patients. Acta Otolaryngol, 64(5): 543−556.

Farinetti A, Raji A, Wu H, et al., 2018. International consensus (ICON) on audiological assessment of hearing loss in children. Eur Ann Otorhinolaryngol Head Neck Dis, 135(1S): S41−S48.

Chen J, Zhang H, Lyler PN, et al., 2011. Development and evaluation of the Mandarin speech signal content on Acceptable Noise Level Test in listeners with normal hearing in main: land China. International Journal of Audiology(50): 354−360.

Chen J, Chen Y, Zhang Q, et al., 2020. Grades of hearing loss affect the presence of acoustically evoked short latency negative responses in children with large vestibular aqueduct syndrome. International Journal of Pediatric Otorhinolaryngology, 138: 110159.

Kaya S, Schachern PA, Tsuprun V, et al., 2017. Deterioration of vestibular cells in labyrinthitis. Ann Otol Rhinol Laryngol, 126(2): 89−95.

Lin FR, Yaffe K, Xia J, et al., 2013. Health ABC Study Group: Hearing loss and cognitive decline in older adults. JAMA Intern Med, 173(4): 293−299.

Livingston G, Huntley J, Sommerlad A,et al., 2020. Dementia prevention, intervention, and care: 2020 report of the Lancet Commission[J]. Lancet, 396 (10248): 413−446.

Loughrey DG, Kelly ME, Kelley GA, et al., 2018. Association of age - related hearing loss with cognitive function, cognitive impairment and dementia: A systematic review and Meta - analysis. JAMA Otolaryngol Head Neck Surg, 144(2): 115−126.

Maharani A, Dawes P, Nazroo J, et al., 2018. SENSE - Cog WP1 group: Longitudinal relationship between hearing aid use and cognitive function in older americans. J Am Geriatr Soc, 66(6): 1130−1136.

Panza F, Lozupone M, Sardone R, et al., 2018. Sensorial frailty: Age - related hearing loss and the risk of cognitive impairment and dementia in later life. Ther Adv Chronic Dis, 10: doi: 2040622318811000.

Putter - Katz H, Said LA, Feldman I, et al., 2002. Treatment and evaluation indices of auditory processing disorder. Semin Hear, 23: 357−364.

Slade K, Plack CJ, Nuttall HE, 2020. The effects of age - related hearing loss on the brain and cognitive function. Trends Neurosci, 43(10): 810−821.

Yang Y, Dekun G, Xiaobao M, et al., 2023.Abnormal posterior semicircular canal function may predict poor prognosis in patients with severe and profound ISSNHL. Front Neurol, 30;14:1123165. doi: 10.3389/fneur. 2023.1123165.